DIETA ATKINS 2025

110 Receitas rápidas Descubra as Tendências Nutricionais do Futuro um Guia completo para Perder Peso Bem-estar Duradouro e Vida ativa

KLARLOCK

ISENÇÃO DE RESPONSABILIDADE

Este livro tem como objetivo fornecer material útil e informativo sobre os temas abordados na publicação. Ele é vendido com o entendimento de que o autor e o editor não estão envolvidos na prestação de quaisquer serviços médicos, de saúde ou outros serviços profissionais pessoais no livro. O leitor deve consultar seu médico, profissional de saúde ou outro profissional competente antes de adotar qualquer sugestão deste livro ou tirar qualquer conclusão. O autor e o editor isentam-se expressamente de qualquer responsabilidade por qualquer responsabilidade, perda ou risco, pessoal ou não, decorrente, direta ou indiretamente, do uso e aplicação de qualquer conteúdo deste livro.

OBSERVAÇÃO

Todas as receitas deste livro foram elaboradas para quatro pessoas. Para esta quantidade devem ser considerados os ingredientes indicados nas receitas. Caso seja necessário alterar a porção, recomenda-se ajustar proporcionalmente as doses dos ingredientes. Recomenda-se também seguir atentamente as instruções de preparo e cozimento para obter o melhor resultado. No contexto deste livro, quando nos referimos a "uma xícara" como unidade de medida de ingredientes, queremos dizer usar uma xícara de cozinha padrão com capacidade de aproximadamente 240 mililitros. É essencial usar um copo medidor para obter as quantidades certas de ingredientes. Se não tiver copo medidor, pode usar um copo medidor graduado, certificando-se de que corresponde corretamente às proporções indicadas. Aqui estão alguns exemplos 1 Xícara de farinha 100 gr. 1 xícara de arroz 200 gr. 1 Xícara de Quinoa 200 gr

RECEITAS DE APERITIVOS

RECEITAS PRIMEIROS PRATOS

RECEITAS SEGUNDO PRATOS

227 COSTELETAS DE PORCO COM MOLHO DE COGUMELOS E BRÓCOLIS COZIDO NO VAPOR

230 FRANGO ASSADO COM RUCOLA E SALADA DE TOMATE

232 LINGUADO COZIDO EM PAPEL DE ALUMÍNIO COM LEGUMES COZIDOS A VAPOR

234 ESPETOS DE CAMARÃO GRELHADOS COM ABOBRINHAS SALGUADAS

236 FILÉ DE PORCO COM MOLHO DE MOSTARDA E COUVE-FLOR ASSADA

238 CACCIATORA DE FRANGO COM PIMENTOS ASSADOS

241 ATUM GRELHADO COM MOLHO DE LIMA E SALADA DE PEPINO

243 COSTELAS DE CORDEIRO COM ESPARGOS GRELHADOS

245 CURRY FRANGO COM COUVE-FLOR ASSADA

247 SALMÃO ASSADO COM MOLHO DE ABACATE E SALADA DE ESPINAFRE

RECEITAS LATERAL

INTRODUÇÃO À DIETA ATKINS

Fundamentos e metas para perda de peso

A Dieta Atkins: Uma dieta pobre em carboidratos, rica em proteínas e rica em gordura, projetada para colocar o corpo em um estado metabólico chamado cetose. Nesse estado, o corpo queima gordura como fonte primária de energia, em vez de glicose derivada de carboidratos, levando a uma rápida perda de peso.

Princípios fundamentais:

Redução drástica de carboidratos: Limite a ingestão de carboidratos a 20-50 gramas por dia, dependendo da fase da dieta. Aumente a ingestão de proteínas: Consuma proteínas magras de carnes, aves, peixes, ovos e laticínios para manter a massa muscular e a saciedade. Gorduras saudáveis como fonte primária de energia:

Inclua gorduras saudáveis como azeite, abacate, nozes e sementes em sua dieta para promover saciedade e saúde geral.

Metas de perda de peso:

Perda de peso inicial rápida: A cetose pode levar à rápida perda de peso, especialmente de água e glicogênio armazenados no fígado e nos músculos. Perda de peso constante: À medida que seu corpo se adapta à cetose, a perda de peso pode desacelerar, mas ainda deve ocorrer de forma consistente ao longo do tempo. Melhor saúde metabólica: A dieta Atkins pode melhorar os fatores de risco para doenças cardíacas, como colesterol e pressão arterial, e reduzir os níveis de açúcar no sangue.

A dieta Atkins pode ser uma forma eficaz de perder peso e melhorar a saúde para algumas pessoas. No entanto, é importante conversar com seu médico antes de iniciar qualquer nova dieta, especialmente se você tiver problemas de saúde pré-existentes. É essencial seguir corretamente a dieta alimentar para evitar possíveis riscos à saúde. Nos próximos capítulos, nos aprofundaremos na dieta Atkins e forneceremos as informações necessárias para tomar uma decisão informada sobre se ela é adequada para você.

QUAL É A DIETA ATKINS

A dieta Atkins é uma abordagem dietética baseada na redução de carboidratos e no aumento da ingestão de proteínas e gorduras saudáveis. Foi desenvolvido pelo Dr. Robert C. Atkins na década de 1970 e provou ser popular para perda de peso e controle do apetite. A dieta Atkins baseia-se na teoria de que a ingestão excessiva de carboidratos, especialmente aqueles com alto índice glicêmico, pode causar picos de açúcar no sangue e promover a formação de depósitos de gordura. Ao reduzir a ingestão de carboidratos, você pretende manter os níveis de açúcar no sangue estáveis e estimular o corpo a usar os estoques de gordura como fonte de energia. Na fase inicial, chamada fase de indução, você limita estritamente a ingestão de carboidratos a menos de 20 gramas por dia. Durante esta fase, o corpo entra em um estado de cetose, no qual queima principalmente gordura para obter energia.

Em seguida, adicione gradualmente carboidratos saudáveis, como vegetais com baixo teor de carboidratos, frutas vermelhas e laticínios com baixo teor de gordura. A dieta Atkins enfatiza a ingestão de proteínas de alta qualidade, como carnes magras, peixes, ovos e laticínios. Além disso, incentive o uso de gorduras saudáveis, como azeite, abacate, nozes e sementes. O objetivo é criar refeições balanceadas e saciantes que ajudem a controlar o apetite e a manter os níveis de açúcar no sangue estáveis. Um dos pontos-chave da dieta Atkins é a eliminação de açúcares refinados e farinha branca, bem como de alimentos processados e embalados que contenham carboidratos adicionados. Encorajamos você a escolher alimentos integrais, frescos e não processados para obter o máximo benefício nutricional.

Muitas pessoas seguem a dieta Atkins para perder peso, mas afirma-se que ela também oferece outros benefícios, como redução dos níveis de açúcar no sangue, melhoria dos níveis de triglicerídeos e colesterol "bom" (HDL) e estabilização da energia ao longo do dia. Concluindo, a dieta Atkins é uma abordagem dietética baseada na redução de carboidratos e no aumento da ingestão de proteínas e gorduras saudáveis. Foi desenvolvido para ajudar as pessoas a perder peso, controlar o apetite e estabilizar os níveis de açúcar no sangue. No entanto, é crucial consultar um médico antes de iniciar qualquer programa de dieta significativo.

BENEFÍCIOS DA DIETA ATKINS

A dieta Atkins é elogiada por oferecer vários benefícios à saúde e ao bem-estar, principalmente perda de peso. Vejamos alguns dos benefícios potenciais que você pode experimentar:

1. Rápida perda de peso inicial:

Uma das características da dieta Atkins é a sua capacidade de induzir rápida perda de peso, especialmente no início. Isso ocorre porque a restrição drástica de carboidratos faz com que o corpo entre em cetose, um estado em que ele começa a queimar a gordura armazenada para obter energia, em vez da glicose derivada dos carboidratos. Este processo pode levar a uma perda inicial significativa de peso, muitas vezes consistindo de água e glicogênio armazenados no fígado e nos músculos.

2. Melhoria do açúcar no sangue:

A dieta Atkins pode ser benéfica para pessoas com problemas de açúcar no sangue, como preditores ou diabetes tipo 2. Ao reduzir a ingestão de carboidratos, que são decompostos em glicose no sangue, a dieta Atkins pode ajudar a manter os níveis de açúcar no sangue sob controle. .

3. Maior sensação de saciedade:

A dieta Atkins enfatiza proteínas e gorduras saudáveis, nutrientes conhecidos por promover a saciedade e reduzir a fome. Isso pode levar a um menor consumo geral de calorias e a uma perda de peso mais sustentável ao longo do tempo.

4. Redução do apetite e desejo por alimentos açucarados:

Ao limitar os carboidratos refinados e os açúcares adicionados, a dieta Atkins pode ajudar a reduzir o desejo por alimentos açucarados e ricos em amido. Isso pode ser útil para aqueles que lutam contra a fome emocional ou o desejo por alimentos específicos. É importante ter em mente que as pesquisas sobre a dieta Atkins são mistas. Embora possa oferecer alguns benefícios a curto prazo, também existem desvantagens potenciais a serem consideradas antes de iniciar esta dieta.

FASES DA DIETA ATKINS

Entenda o processo de indução, perda de peso, equilíbrio e manutenção.

A dieta Atkins é uma dieta pobre em carboidratos, criada pelo Dr. Robert C. Atkins na década de 1970, que se concentra em proteínas e gorduras saudáveis para perda de peso. Baseia-se no princípio de fazer com que o corpo entre em um estado metabólico chamado cetose.

A dieta Atkins está estruturada em quatro fases progressivas:

1. Indução (2 semanas) : Consumo extremamente baixo de carboidratos, menos de 20 gramas por dia. Este período inicial visa induzir rapidamente a cetose.

A fase de indução da Dieta Atkins

2. Perda de peso : Aumente gradualmente a ingestão de carboidratos para 25-50 gramas por dia enquanto continua a perder peso.

Abre em uma nova janela

3. Pré-manutenção : Aumente ainda mais a ingestão de carboidratos para 50-100 gramas por dia. Nessa fase são introduzidos gradativamente vegetais ricos em carboidratos e alguns tipos de frutas.

A fase de pré-manutenção da Dieta Atkins

4. Manutenção : Aumentar a ingestão de hidratos de carbono para um nível de manutenção personalizado, que permite manter o peso alcançado. O objetivo é encontrar o nível mais baixo de carboidratos líquidos que ainda permita perder ou manter peso.

ALIMENTOS PERMITIDOS E RESTRITOS NA DIETA ATKINS

Um guia detalhado

A dieta Atkins é uma dieta pobre em carboidratos que visa fazer com que o corpo queime gordura como fonte primária de energia, em vez de carboidratos. Baseia-se no princípio da cetose, um estado metabólico no qual o fígado produz cetonas a partir de gorduras para as necessidades energéticas do corpo. A dieta Atkins é dividida em quatro fases: Indução, Perda de Peso, Pré-Manutenção e Manutenção. Cada fase possui um limite diário específico de carboidratos e uma lista de alimentos permitidos e restritos.

Alimentos permitidos: Em todas as fases:

Carne: Bovina, suína, frango, peru, cordeiro, caça, peixe e frutos do mar Ovos: Ovos inteiros, cozidos de qualquer maneira

Gorduras Saudáveis: Azeite, óleo de abacate, manteiga, natas, nozes e sementes

Vegetais com baixo teor de carboidratos: folhas verdes (espinafre, alface, couve), brócolis, couve-flor, abobrinha, pepino, pimentão

Frutas com baixo teor de carboidratos: frutas vermelhas (morangos, framboesas, mirtilos), abacates, toranjas

Queijos: Queijos integrais (cheddar, mussarela, parmesão)

Iogurte integral: iogurte grego integral, iogurte sem açúcar

Alimentos Restritos: Em todas as etapas:

Cereais: Pão, macarrão, arroz, cereais, aveia

Açúcares e doces: doces, biscoitos, bolos, sorvetes, açúcar de mesa, xarope de bordo, mel Frutas com alto teor de açúcar: banana, uva, manga, laranja, abacaxi

Bebidas adoçadas: Sucos de frutas, refrigerantes, bebidas energéticas, chá adoçado, café adoçado

Alimentos processados: batatas fritas, salgadinhos embalados, fast food

Nas fases iniciais (Indução e Perda de Peso):

Vegetais ricos em carboidratos: batata, batata doce, beterraba, cenoura, milho

Legumes: Feijão, lentilha, grão de bico

Além disso, é importante lembrar que a dieta Atkins não é adequada para todos. Algumas pessoas, como mulheres grávidas ou lactantes, pessoas com certas condições médicas ou indivíduos com distúrbios alimentares, devem evitar esta dieta.

INDUÇÃO À DIETA ATKINS

A fase de indução da dieta Atkins é a mais restritiva e é a inicial, projetada para durar cerca de duas semanas. Durante esse período, o objetivo é levar seu corpo à cetose, limitando drasticamente a ingestão de carboidratos.

Limite de carboidratos:

Menos de 20 gramas de carboidratos líquidos por dia: É importante especificar "líquido" porque são considerados apenas carboidratos digestíveis, subtraindo-se a fibra alimentar do total de carboidratos. A fibra não é totalmente absorvida pelo organismo e, portanto, não contribui significativamente para a ingestão de calorias.

Alimentos permitidos:

Proteína: Carnes gordurosas (bovina, suína, cordeiro), aves (frango, peru), peixes gordurosos (salmão, atum), ovos inteiros

Gorduras Saudáveis: Azeite, óleo de abacate, manteiga, natas, nozes e sementes oleaginosas

Vegetais com baixo teor de carboidratos: folhas verdes (espinafre, couve), brócolis, couve-flor, abobrinha, aspargos, aipo

Água e bebidas sem calorias: café preto ou chá sem açúcar

Alimentos a evitar:

Cereais: Pão, macarrão, arroz, cereais matinais, aveia

Açúcares e doces: Doces, biscoitos, bolos, sorvetes, açúcar de mesa, xarope de bordo, mel

Frutas: A maioria das frutas contém muito açúcar para esta fase. Vegetais ricos em carboidratos: batata, batata doce, beterraba, cenoura, milho Legumes: Feijão, lentilha, grão de bico

Bebidas açucaradas: Sucos de frutas, refrigerantes

refrigerantes, bebidas energéticas, chá adoçado, café adoçado Alimentos ricos em amido: batatas fritas, salgadinhos embalados, fast food Dicas para a fase de indução: Beba muita água: A água é crucial para a saúde geral e ajuda a eliminar o excesso de cetonas produzidas durante a cetose. Suplementar eletrólitos: A restrição de carboidratos pode levar à perda de eletrólitos como sódio, potássio e magnésio. Pode ser necessário complementar esses minerais com suplementos ou alimentos ricos neles. Planeje suas refeições: Planejar suas refeições e lanches com antecedência o ajudará a resistir à tentação e a manter sua dieta no caminho certo. É importante lembrar que a fase de indução é apenas a primeira parte da dieta Atkins. Após as duas semanas iniciais, você passa para a fase de perda de peso, onde a ingestão de carboidratos é gradualmente aumentada para ajudar na perda de peso e, ao mesmo tempo, fazer com que seu corpo queime gordura.

GERENCIAMENTO DE CARBOIDRATOS

Estratégias para monitorar a ingestão de carboidratos e maximizar a perda de peso. A gestão dos hidratos de carbono é um aspecto fundamental da dieta Atkins, pois permite induzir e manter a cetose, estado metabólico que favorece a queima de gordura como fonte primária de energia.

As fases da dieta Atkins e o limite de carboidratos: A dieta Atkins é dividida em quatro fases, cada uma com um limite líquido diário específico de carboidratos:

Indução: Menos de 20 gramas de carboidratos líquidos por dia (cerca de 2 semanas)

Perda de peso: aumente gradualmente os carboidratos líquidos em 5 gramas por semana até atingir o "nível crítico de carboidratos para perda de peso" (o ponto em que você para de perder peso)

Pré-Manutenção: Aumente gradualmente os carboidratos líquidos em 10 gramas por semana até que a perda de peso se estabilize

Manutenção: Ingestão de carboidratos líquidos que mantêm a cetose e o peso corporal desejado

Cálculo de carboidratos líquidos:

Para determinar seus carboidratos líquidos, você precisa subtrair a fibra alimentar do total de carboidratos. A fibra não é totalmente absorvida pelo organismo e, portanto, não contribui significativamente para a ingestão de calorias.

Exemplo:

Se um alimento tiver 15 gramas de carboidratos totais e 5 gramas de fibra, os carboidratos líquidos seriam:

15 gramas de carboidratos totais – 5 gramas de fibra = 10 gramas de carboidratos líquidos

Escolhendo os carboidratos certos: Nem todos os carboidratos são criados iguais na dieta Atkins. É importante escolher alimentos ricos em fibras e nutrientes e limitar aqueles com alto teor de açúcares e amidos refinados.

Exemplos de alimentos com carboidratos permitidos:

Vegetais com baixo teor de carboidratos: folhas verdes, brócolis, couve-flor, abobrinha, pimentão

Frutas com baixo teor de açúcar: frutas vermelhas, abacates, toranjas

Gorduras Saudáveis: Azeite, óleo de abacate, manteiga, natas, nozes e sementes

Proteínas: Carne, peixe, ovos

Exemplos de alimentos com carboidratos a serem limitados:

Cereais: Pão, macarrão, arroz, cereais matinais

Açúcares e doces: Doces, biscoitos, bolos, sorvetes, açúcar de mesa, xarope de bordo, mel, **Frutas ricas em açúcar:** banana, uva, manga, laranja, abacaxi

Vegetais ricos em carboidratos: batata, batata doce, beterraba, cenoura, milho

Legumes: Feijão, lentilha, grão de bico

Dicas de gerenciamento de carboidratos:

Leia atentamente os rótulos dos alimentos: preste atenção ao conteúdo líquido de carboidratos e fibras alimentares de cada alimento. Planeje suas refeições: Planejar suas refeições e lanches com antecedência ajuda você a fazer escolhas informadas e a permanecer dentro dos limites de carboidratos. Use um copo medidor de alimentos: Use um copo medidor para porcionar adequadamente os alimentos e controlar a ingestão de carboidratos. Ouça o seu corpo: preste atenção em como você se sente e ajuste a ingestão de carboidratos, se necessário.

MELHORE OS RESULTADOS COM EXERCÍCIOS

Como integrar um programa de condicionamento físico na dieta Atkins para maximizar os resultados, Melhorar os resultados com exercícios na dieta Atkins O exercício é um complemento importante à dieta Atkins para obter ótimos resultados em termos de perda de peso e melhoria da saúde geral.

Benefícios do exercício durante a dieta Atkins:

Aumento da queima de calorias: A atividade física queima o excesso de calorias, promovendo perda de peso e definição muscular.

Aumento da sensibilidade à insulina: O exercício ajuda a melhorar a sensibilidade à insulina, permitindo que o corpo use os carboidratos com mais eficiência e mantenha os níveis de açúcar no sangue estáveis. Redução do estresse:

A atividade física ajuda a reduzir o estresse, o que, pode prejudicar a perda de peso e a saúde geral. Melhor tônus muscular: O exercício de força ajuda a construir e manter a massa muscular, o que por sua vez aumenta a taxa metabólica basal e promove a queima de calorias mesmo em repouso. Aumento de energia: O exercício aumenta os níveis de energia e reduz o cansaço, o que pode ser um efeito colateral comum ao iniciar a dieta Atkins.

Tipos de exercícios recomendados:

Exercício de força: Treinar com pesos ou com o próprio corpo ajuda a construir e manter a massa muscular, o que é importante para um metabolismo saudável e definição corporal. Atividades diárias: Aumentar a atividade física diária, como subir escadas ou caminhar em vez de pegar o elevador, pode ajudar significativamente a queimar calorias.

Dicas para exercícios durante a dieta Atkins:

Ouça o seu corpo: não há necessidade de exagerar nos exercícios, principalmente no início da dieta Atkins. Comece com atividades moderadas e aumente gradualmente a intensidade e a duração dos treinos ao longo do tempo.

Mantenha-se hidratado: Beber bastante água antes, durante e após o exercício é fundamental para prevenir a desidratação.

Coma corretamente: certifique-se de consumir calorias e nutrientes suficientes para apoiar a atividade física. É importante incluir proteínas e gorduras saudáveis em sua dieta para auxiliar na recuperação muscular.

Descanse o suficiente: O descanso é importante para permitir que seu corpo se recupere do exercício e se prepare para o próximo treino. Consulte um médico ou personal trainer.

MANTER O SUCESSO A LONGO PRAZO

Estratégias para manter o ganho de peso e viver um estilo de vida saudável a longo prazo Manter o sucesso a longo prazo com a Dieta Atkins requer um compromisso contínuo e uma abordagem holística.

além da simples restrição de carboidratos. Aqui estão algumas dicas importantes para ajudá-lo a manter seus resultados e ter um estilo de vida saudável: 1. Encontre seu nível de manutenção de carboidratos:

Fase de Pré-Manutenção: Aumente gradualmente os carboidratos líquidos em 10 gramas por semana até que a perda de peso se estabilize.

Fase de manutenção: Coma a quantidade líquida de carboidratos que mantém a cetose e o peso corporal desejado.

Ouça o seu corpo: monitore seu peso, níveis de energia e cetose para ajustar a ingestão de carboidratos individualmente.

2. Faça escolhas alimentares inteligentes: Concentre-se em alimentos integrais e não processados: escolha carnes, peixes, ovos, vegetais com baixo teor de carboidratos, gorduras saudáveis e frutas com baixo teor de açúcar. Limite os alimentos processados, os açúcares adicionados e as farinhas refinadas: esses alimentos podem facilmente inviabilizar o processo de cetose e levar ao ganho de peso. Aprendendo a cozinhar: Cozinhar em casa permite controlar os ingredientes e a qualidade dos alimentos. Pratique moderação: Desfrutar ocasionalmente de alimentos indulgentes com moderação pode ajudar a manter a motivação a longo prazo. 3. Mantenha exercícios físicos regulares: Encontre atividades físicas agradáveis: Escolha atividades que você goste para torná-las mais sustentáveis ao longo do tempo.

Combine exercícios cardiovasculares e de força: o treinamento cardiovascular queima calorias e promove a perda de gordura, enquanto o treinamento de força ajuda a construir e manter a massa muscular. Procure fazer pelo menos 30 minutos de exercícios de intensidade moderada na maioria dos dias da semana: isso pode ser dividido em sessões mais curtas ao longo do dia.

4. Priorize o sono adequado e o gerenciamento do estresse:

Procure ter de 7 a 8 horas de sono de qualidade todas as noites: a privação do sono pode alterar os hormônios que regulam o apetite e o metabolismo. Pratique técnicas de redução do estresse: O estresse pode levar à alimentação emocional e dificultar os esforços para perder peso. Encontre maneiras saudáveis de controlar o estresse, como ioga, meditação ou passar algum tempo na natureza.

RECEITAS
DE APERITIVOS

CARPACCIO DE ABOBRINHA COM QUEIJO DE CABRA

Tempo de preparo: 10 minutos

Tempo de cozimento: 0 minutos

(se não grelhar as abobrinhas)

Doses para: 4 pessoas

Ingredientes:

2 abobrinhas médias

60 ml de azeite

30 ml de suco de limão

1 dente de alho picado

Sal e pimenta a gosto

100g de queijo de cabra esfarelado

Manjericão fresco, para enfeitar

Preparação:

Corte as abobrinhas em fatias finas com um bandolim ou um fatiador . Numa tigela, misture o azeite, o suco de limão, o alho, o sal e a pimenta. Despeje o molho sobre a abobrinha e misture bem. Disponha as abobrinhas numa travessa e polvilhe com o queijo de cabra. Decore com manjericão fresco e sirva.

OVOS COZIDOS ENVOLVIDOS EM PRESUNTO

Tempo de preparo: 10 minutos

Tempo de cozimento: 10 minutos

Porções: 4 pessoas

Ingredientes:

4 ovos grandes

4 fatias de presunto (em fatias finas)

Sal e pimenta a gosto

Preparação:

Passo 1: Coloque os ovos em uma panela e adicione água suficiente para cobri-los. Leve a água para ferver em fogo alto. Passo 2: Assim que a água ferver, reduza o fogo para médio e deixe os ovos cozinharem por 8 a 10 minutos para os ovos cozidos. Passo 3: Enquanto os ovos cozinham, prepare uma tigela com água gelada.

Assim que os ovos estiverem prontos, transfira cuidadosamente para a água gelada usando uma escumadeira. Deixe-os descansar na água gelada por alguns minutos para esfriar e interromper o cozimento. Passo 4: Bata suavemente cada ovo em uma superfície dura para quebrar a casca. Descasque os ovos, começando pela extremidade larga onde fica a bolsa de ar, e retire a casca. Passo 5: Pegue uma fatia de presunto e enrole em cada ovo cozido, certificando-se de que o ovo fique completamente coberto. Repita este passo para todos os ovos. Passo 6: Tempere os ovos embrulhados com sal e pimenta a gosto. Se desejar, você pode decorar com ervas frescas, como salsa ou cebolinha. Passo 7: Sirva os ovos cozidos envoltos em presunto como aperitivo ou lanche. Eles podem ser apreciados quentes ou frios. Isso é tudo! Você tem seus ovos cozidos embrulhados em presunto prontos para servir.

CAMARÕES GRELHADOS

Tempo de preparo: 15 minutos

Tempo de cozimento: 5-7 minutos

Porções: 4 pessoas

Ingredientes:

450g de camarões descascados e sem casca

2 colheres de sopa de azeite

2 dentes de alho picados

1 colher de sopa de suco de limão

1 colher de chá de páprica

1/2 colher de chá de sal

1/4 colher de chá de pimenta preta

Fatias de limão para servir

Preparação: Passo 1: Pré-aqueça a grelha em fogo médio-alto.

Passo 2: Numa tigela, misture o azeite, o alho picado, o suco de limão, a páprica, o sal e a pimenta-do-reino . Misture bem. Passo 3: Adicione os camarões à tigela e misture-os na marinada até que estejam uniformemente revestidos. Deixe-os marinar por cerca de 10 minutos. Passo 4: Passe os camarões marinados nos espetos, certificando-se de que estejam bem espaçados. Passo 5: Coloque os espetos de camarão na grelha pré-aquecida e cozinhe por 2-3 minutos de cada lado, ou até ficarem rosados e opacos. Evite cozinhá-los demais, pois isso pode deixar o camarão duro. Passo 6: Depois de cozidos, retire os espetos de camarão da grelha e transfira-os para um prato de servir. Passo 7: Decore com salsa fresca se desejar e sirva o camarão grelhado quente com rodelas de limão ao lado. Isso é tudo! Você tem seu delicioso camarão grelhado pronto para saborear. Sirva como aperitivo junto com seus molhos ou saladas favoritas.

SALADA DE ABACATE E CAMARÃO

Tempo de preparo: 15 minutos

Tempo de cozimento: 5 minutos

Porções: 4 pessoas

Ingredientes:

450 g de camarão cozido , descascado e sem casca

2 abacates maduros, cortados em cubos

1 xícara de tomate cereja, cortado pela metade

1/2 cebola roxa em fatias finas

1/4 xícara de coentro fresco picado

2 colheres de sopa de suco de limão

2 colheres de sopa de azeite

Sal e pimenta a gosto

Opcional: 1 pimenta jalapeno sem sementes e picado para adicionar calor

Preparação:

Passo 1: Em uma tigela grande, misture o camarão cozido, o abacate picado, o tomate cereja, a cebola roxa e o coentro . Passo 2: Em uma tigela pequena separada, misture o suco de limão, o azeite, o sal e a pimenta. Se desejar, adicione jalapeño picado para aquecer um pouco. Passo 3: Despeje o molho sobre a mistura de camarão e abacate e mexa delicadamente para cobrir todos os ingredientes por igual. Passo 4: Ajuste o tempero com mais sal e pimenta, se necessário. Passo 5: Deixe a salada descansar por alguns minutos para permitir que os sabores se fundam. Passo 6: Sirva a salada de abacate e camarão como aperitivo refrescante. Se desejar, pode decorar com mais folhas de coentro.

OVOS RECHEADOS COM ATUM E MAIONESE

Tempo de preparo: 15 minutos

Tempo de cozimento: 10 minutos

Porções: 6 ovos recheados

Ingredientes:

6 ovos cozidos

1 lata de atum escorrido

1/4 xícara de maionese

1 colher de sopa de mostarda Dijon

2 colheres de sopa de cebola roxa picada

2 colheres de sopa de salsa fresca picada

Sal e pimenta a gosto

Opcional: páprica ou ervas frescas para enfeitar

Preparação:

Passo 1: Corte os ovos cozidos ao meio, no sentido do comprimento. Retire com cuidado as gemas e coloque-as numa tigela. Passo 2: Amasse as gemas com um garfo até ficarem quebradiças. Passo 3: Adicione o atum escorrido, a maionese, a mostarda Dijon, a cebola roxa picada e a salsa picada na tigela com as gemas. Misture bem até que todos os ingredientes estejam combinados. Passo 4: Tempere a mistura com sal e pimenta a gosto. Ajuste os temperos de acordo com suas preferências. Passo 5: Despeje a mistura de atum e maionese nas metades de clara de ovo retiradas , dividindo-as igualmente entre elas. Passo 6: Opcional: Polvilhe os ovos recheados com uma pitada de páprica ou decore com ervas frescas como salsa ou endro. Etapa 7:

Coloque os ovos recheados em um prato de servir e leve à geladeira por pelo menos 30 minutos para permitir que os sabores se misturem e o recheio endureça. Passo 8: Sirva os ovos recheados com atum e maionese como aperitivo ou como parte de uma refeição ligeira. Eles podem ser apreciados frios. Isso é tudo! Aqui estão os seus saborosos Ovos Recheados com Atum e Maionese prontos para serem servidos. Aproveite este prato saboroso e rico em proteínas!

PINZIMONIO DE VEGETAIS CRU COM MOLHO DE QUEIJO CREME

Tempo de preparo: 15 minutos

Tempo de cozimento: (não é necessário cozinhar)

Porções: 4 pessoas

Ingredientes:

Vegetais crus variados, como cenoura ,

aipo, pimentão, rabanete, tomate cereja ,

etc., cortado em palitos ou pedaços

Para o molho de cream cheese:

1/2 xícara de cream cheese

1 colher de sopa de suco de limão

1 colher de sopa de azeite extra virgem

1 dente de alho picado

Sal e pimenta a gosto

Preparação:

Passo 1: Prepare os vegetais crus lavando-os, descascando-os (se necessário) e cortando-os em palitos ou pedaços. Passo 2: Em uma tigela pequena, misture o cream cheese, o suco de limão, o azeite de oliva extra virgem, o alho picado, o sal e a pimenta. Misture bem até obter uma mistura lisa e cremosa. Passo 3: Disponha os vegetais crus preparados em uma travessa ou em pratos individuais. Passo 4: Sirva os vegetais crus com o molho de cream cheese como acompanhamento ou regue os vegetais com o molho. Passo 5: Opcional: Decore com ervas frescas, como salsa ou cebolinha, para dar mais sabor e apresentação. Isso é tudo! Você tem seu refrescante molho de vegetais crus com molho de cream cheese pronto para saborear.

ROLOS DE BERINGELA COM QUEIJO E TOMATE

Tempo de preparo: 20 minutos

Tempo de cozimento: 20 minutos

Porções: 4-6 sanduíches

Ingredientes:

1 berinjela grande

Azeite para pincelar

Sal e pimenta a gosto

1 xícara de requeijão

1/4 parmesão ralado

1/4 xícara de manjericão fresco picado

1 xícara de molho marinara (comprado em loja ou caseiro)

Preparação:

Passo 1: Pré-aqueça o forno a 190°C. Passo 2: Corte a berinjela longitudinalmente em fatias finas, com cerca de 1/4 de polegada de espessura. Passo 3: Pincele os dois lados das rodelas de berinjela com azeite e tempere com sal e pimenta. Passo 4: Coloque as rodelas de berinjela em uma assadeira e leve ao forno pré-aquecido por cerca de 10 a 12 minutos ou até ficarem macias e maleáveis. Passo 5: Em uma tigela, misture a ricota, o parmesão ralado e o manjericão fresco picado. Misture bem. Passo 6: Retire as rodelas de berinjela cozidas do forno e deixe esfriar um pouco. Passo 7: Despeje um pouco da mistura de ricota em cada fatia de berinjela e espalhe uniformemente. Etapa 8:

Enrole bem cada fatia de berinjela e coloque em uma assadeira, com a costura voltada para baixo. Passo 9: Despeje o molho marinara sobre os wraps de berinjela, cobrindo-os uniformemente. Passo 10: Opcional: Polvilhe um pouco de queijo parmesão ralado sobre os rolinhos. Passo 11: Asse os rolinhos de berinjela no forno pré-aquecido por cerca de 10 minutos ou até que estejam bem aquecidos e o queijo derreta e borbulhe. Passo 12: Sirva os rolinhos de berinjela com queijo e tomate como aperitivo. Eles podem ser apreciados quentes.

SALMÃO FUMADO COM PEPINO E QUEIJO CREME

Tempo de preparo: 10 minutos

Tempo de cozimento: sem cozinhar

Porções: 4 pessoas

Ingredientes:

8 fatias de salmão defumado

1 pepino em fatias finas

Creme de queijo

Endro fresco ou cebolinha para enfeite (opcional)

Fatias de limão para servir

Preparação:

Passo 1: Disponha as fatias de salmão defumado em uma travessa ou em pratos individuais. Passo 2: Coloque uma rodela de pepino em cada fatia de salmão defumado. Passo 3: Espalhe um pouco de cream cheese sobre as rodelas de pepino. Passo 4: Opcional: Decore com endro fresco ou cebolinha para dar sabor e apresentação. Passo 5: Sirva o salmão defumado com pepino e cream cheese como aperitivo ou lanche leve, acompanhado de rodelas de limão para espremer sobre o salmão.

BOLAS DE MUSSARELA COM TOMATE E MANJERICÃO

Tempo de preparo: 15 minutos

Tempo de cozimento: (não é necessário cozinhar)

Porções: 4 pessoas

Ingredientes:

200g de mussarela de búfala

2 tomates maduros

Folhas frescas de manjericão

sal

Pimenta

Azeite virgem extra

Preparação:

Comece cortando a mussarela em cubos de tamanhos iguais. Corte também os tomates cereja em cubos do mesmo tamanho dos pedaços de mussarela. Pegue uma folha fresca de manjericão e coloque-a sobre um pedaço de mussarela. Enrole o manjericão em volta do queijo, criando uma esfera. Repita o processo para toda a mussarela. Agora pegue um pedaço esférico de mussarela e embrulhe com um pedaço de tomate. Use os dedos para pressionar levemente as bordas para selar a bola. Repita o processo para todas as bolinhas de mussarela. Disponha a mussarela com o tomate em um prato de servir. Tempere com sal, pimenta e um fio de azeite virgem extra. Decore com algumas folhas frescas de manjericão. Sirva imediatamente a mussarela com tomate e manjericão e saboreie enquanto estão frescos.

CARPACCIO DE CARNE COM RUCOLA E PARMESÃO

Tempo de preparo: aproximadamente 15 minutos.

Tempos de cozimento: Não há tempo desde então

o prato deve ser servido cru.

Doses para 4 pessoas:

Ingredientes:

300 g de filé bovino.

240 g de rúcula.

200g de parmesão ralado.

Suco de 2 limões.

Azeite virgem extra.

Sal e pimenta preta moída na hora.

Preparação:

Congele levemente o lombo de vaca para facilitar o corte. Em seguida, corte-o em fatias finas com uma faca afiada. Disponha as fatias de carne em um prato de servir. Tempere com sumo de limão, azeite, sal e pimenta preta. Distribua a rúcula uniformemente sobre a carne. Polvilhe generosamente o parmesão ralado sobre o carpaccio. Sirva imediatamente e saboreie como um aperitivo fresco e leve.

SALADA DE FRANGO GRELHADO COM MAIONESE

Tempo de preparo: 20-30 minutos.

Tempos de cozimento: 10-15 minutos

Doses para 4 pessoas:

Ingredientes:

500g de peito de frango.

800 g de salada mista.

2 tomates maduros.

2 pepinos.

2 cenouras.

2 pimentões vermelhos.

16 colheres de sopa de maionese.

Suco de 2 limões.

Azeite a gosto Sal e pimenta a gosto.

Preparação:

Grelhe o peito de frango até ficar cozido e dourado. Deixe esfriar e depois corte em cubos. Corte os tomates, pepinos, cenouras e pimentões. Em uma tigela grande, adicione a mistura de alface, tomate, pepino, cenoura, pimentão e frango grelhado. Tempere com maionese, suco de limão, azeite, sal e pimenta. Misture bem para combinar todos os ingredientes. Sirva salada de frango grelhado com maionese como prato principal ou acompanhamento. Você pode adicionar alguns croutons torrados para acompanhar, se desejar.

CANAPÉS DE SALMÃO FUMADO COM QUEIJO CREME

Tempo de preparo: 10-15 minutos.

Tempos de cozimento: nenhum

Doses para 4 pessoas:

Ingredientes:

8 fatias de pão.

200 g de salmão fumado.

150g de queijo cremoso.

Suco de 1 limão.

Cebolinha fresca a gosto

Sal e moído na hora

pimenta preta a gosto

Preparação:

Numa tigela, misture o cream cheese com o suco de limão, a cebolinha picada, o sal e a pimenta. Misture até obter um creme liso e bem misturado. Torre levemente as fatias de pão. Espalhe uma quantidade generosa de cream cheese em cada fatia de torrada. Corte o salmão defumado em tiras ou pedaços menores e coloque sobre o cream cheese. Decore com cebolinha fresca e pimenta preta. Sirva o canapé de salmão defumado com cream cheese como aperitivo.

PRESUNTO CRU COM MELÃO

Tempo de preparo: 10 minutos.

Tempos de cozimento: nenhum.

Ingredientes:

Doses para 4 pessoas:

8 fatias de presunto cru.

1 melão maduro.

Folhas de hortelã fresca a gosto

Preto recém moído

pimenta (opcional).

Preparação:

Corte o melão ao meio e retire as sementes.
Retire a casca e corte a polpa em rodelas ou
rodelas. Enrole cada fatia de melão com uma
fatia de presunto cru. Disponha as fatias de
presunto cru com o melão num prato de
servir. Decore com algumas folhas de hortelã
fresca. Se quiser, você pode adicionar uma
pitada de pimenta preta moída na hora para
dar sabor a tudo. Sirva o presunto cru com
melão como aperitivo ou lanche de verão.

ESPETADOS DE FRANGO GRELHADOS COM PIMENTÕES

Tempo de preparo: aproximadamente 20-30 minutos.

Tempo de cozimento: aproximadamente 10-15 minutos.

Doses para 4 pessoas:

Ingredientes:

4 peitos de frango.

2 pimentões (de preferência

de cores diferentes) .

Azeite virgem extra.

Suco de 1 limão.

Sal e pimenta a gosto.

Preparação:

Pré-aqueça a grelha em fogo médio-alto. Passe os cubos de frango e pimenta alternadamente nos espetos. Tempere os espetos com azeite, sumo de limão, sal e pimenta. Coloque os espetos na grelha e cozinhe por cerca de 10-15 minutos, virando de vez em quando, até que o frango esteja cozido e os pimentões estejam macios e levemente dourados. Retire os espetos da grelha e deixe-os descansar alguns minutos antes de servir. Sirva os espetinhos de frango grelhado com pimentão como segundo prato acompanhados de acompanhamentos de sua preferência.

PATÉ DE FÍGADO COM CROUTTONS DE AIPO

Tempo de preparo: 20-30 minutos.

Tempos de cozimento: 10-15 minutos.

Doses para 4 pessoas:

Ingredientes:

250 g de fígado de frango ou vitela.

1 cebola média picada.

2 dentes de alho picados.

50g de manteiga.

2 colheres de sopa de azeite.

50 ml de vinho branco seco.

Sal e pimenta.

Aipo cortado em palitos, para crostini.

Preparação:

Numa frigideira, derreta a manteiga com o azeite em fogo médio-alto. Adicione a cebola e o alho picados e cozinhe até ficarem macios e dourados. Adicione o fígado de frango ou de vitela à panela e cozinhe por cerca de 5 a 7 minutos, até ficar cozido, mas ainda macio . Deglaçar com vinho branco seco e deixar evaporar o álcool. Transfira tudo para a tigela do liquidificador ou liquidificador de imersão e bata até obter uma mistura lisa e homogênea. Tempere com sal e pimenta a seu gosto. Prepare croutons de aipo cortando o aipo em palitos e espalhando o patê de fígado por cima. Sirva o patê de fígado com croutons de aipo como aperitivo ou lanche.

AZEITONAS RECHEADAS COM QUEIJO

Tempo de preparo: aproximadamente 15 minutos.

Tempos de cozimento: nenhum

Doses para 4 pessoas:

Ingredientes:

azeitonas verdes sem caroço .

100 g de queijo (à sua escolha).

Pimenta preta moída na hora (opcional).

Preparação:

Escorra e enxágue bem as azeitonas para retirar o líquido de conservação. Pegue uma pequena quantidade de queijo e recheie delicadamente cada azeitona. Continue recheando todas as azeitonas com queijo. Se desejar, você pode polvilhar as azeitonas recheadas com pimenta preta moída na hora para dar sabor. Sirva as azeitonas recheadas com queijo como aperitivo.

CAVALA CONSERVADA
COM ABACATE E LIMA

Tempo de preparo: aproximadamente 10 minutos.

Tempos de cozimento: nenhum.

Doses para 4 pessoas:

Ingredientes:

2 latas de cavala em lata.

2 abacates maduros.

Suco de 2 limões.

Sal e pimenta preta moída na hora.

Preparação:

Escorra o óleo ou o líquido de conservação da cavala enlatada. Numa tigela, esmigalhe a cavala com um garfo. Adicione as fatias de abacate e o suco de limão à tigela com a cavala esfarelada. Misture delicadamente os ingredientes até incorporar bem. Tempere com sal e pimenta a seu gosto. Sirva cavala enlatada com abacate e limão como salada ou espalhe em fatias de torrada como bruscheta.

ABOBRINHA RECHEADAS COM CARNE PICADA

Tempo de preparo: 20 minutos.

Tempos de cozimento: 30-40 minutos.

Doses para 4 pessoas:

Ingredientes:

4 abobrinhas de tamanho médio.

300 g de carne picada.

1 cebola.

2 dentes de alho.

1 pimentão vermelho , 1 cenoura.

200 g de tomate pelado.

Queijo parmesão ralado.

Sal e pimenta a gosto. Azeite.

Preparação:

Pré-aqueça o forno a 180°C. Corte as abobrinhas ao meio no sentido do comprimento e retire delicadamente a polpa central. Numa panela, aqueça um fio de azeite e junte a cebola e o alho picados. Frite até dourar. Adicione a carne moída à panela e cozinhe até dourar bem. Adicione a pimenta e a cenoura cortadas em cubos e continue cozinhando por alguns minutos. Adicione os tomates pelados cortados em pedaços, sal e pimenta. Misture bem e cozinhe por 10-15 minutos. Preencha as abobrinhas vazias com o recheio de carne preparado. Disponha as abobrinhas recheadas num tabuleiro ligeiramente untado com azeite. Polvilhe o queijo ralado sobre a abobrinha. Asse no forno pré-aquecido por cerca de 20 a 25 minutos ou até que as abobrinhas estejam macias e o queijo dourado e derretido. Sirva as abobrinhas recheadas com carne picada.

FLAN DE BROCOLI E QUEIJO

Tempo de preparo: 20 minutos

Tempos de cozimento: 40 minutos

ingredientes:

Doses para 4 pessoas:

500 g de brócolis fresco

200 g de queijo ralado

4 ovos

200ml de leite

Noz-moscada a gosto (opcional)

Preparação:

Pré-aqueça o forno a 180°C. Limpe os brócolis e corte-os em floretes. Cozinhe-os em água e sal por cerca de 5 minutos, até ficarem macios.

Escorra-os e deixe esfriar um pouco. Em uma tigela, bata os ovos e acrescente o leite. Adicione o queijo ralado e misture bem. Tempere com sal, pimenta e noz-moscada (se desejar). Adicione o brócolis à mistura de ovo e queijo e mexa delicadamente para distribuir uniformemente os ingredientes. Despeje a mistura em uma assadeira untada com manteiga. Asse no forno pré-aquecido por cerca de 40 minutos ou até que o topo esteja dourado e o pudim esteja cozido. Retire do forno e deixe descansar alguns minutos antes de servir. Você pode acompanhar o pudim de brócolis e queijo com uma salada verde fresca ou pão crocante.

ROLOS DE PIMENTA ASSADOS COM RICOTA

Tempo de preparo: 15 minutos

Tempos de cozimento: 25 minutos

ingredientes:

Doses para 4 pessoas:

3 pimentões de cores diferentes

200g de ricota

50g de parmesão ralado

1 dente de alho picado

2 colheres de sopa de salsa fresca picada

Sal e pimenta a gosto ., Azeite a gosto

Preparação:

Pré-aqueça o forno a 200°C. Corte os pimentões ao meio, retire as sementes e os filamentos brancos internos.

Coloque-os em uma assadeira forrada de pergaminho, com a pele voltada para cima. Asse os pimentões no forno pré-aquecido por cerca de 15 minutos, até que a casca fique levemente carbonizada. Retire os pimentões do forno e deixe esfriar um pouco. Retire delicadamente a pele dos pimentões assados. Será mais fácil removê-los agora que estão quentes. Em uma tigela misture a ricota, o queijo ralado, o alho e a salsinha. Tempere com sal e pimenta a seu gosto. Pegue um pimentão assado e espalhe um pouco de recheio de ricota. Enrole a pimenta em volta do recheio. Repita o processo com os outros pimentões. Disponha os rolinhos de pimenta em uma assadeira levemente untada com óleo. Asse no forno pré-aquecido por cerca de 10 minutos, até que os rolinhos estejam quentes e levemente dourados. Sirva os rolinhos de pimenta.

SALADA DE POLVO COM AIPO E LIMÃO

Tempo de preparo: 20 minutos

Tempos de cozimento: 40 minutos

ingredientes:

Doses para 4 pessoas:

1 polvo fresco (cerca de 1 kg)

2 talos de aipo em fatias finas

Suco de 1 limão

3 colheres de sopa de azeite extra virgem

Sal e pimenta a gosto.

Salsa fresca picada (para enfeitar)

Preparação:

Limpe o polvo removendo a cabeça e os órgãos internos. Enxágue bem em água fria.

Em uma panela grande, leve bastante água levemente salgada para ferver. Mergulhe o polvo na água fervente por 5 segundos e retire-o. Repita isso mais 2 a 3 vezes para ajudar a firmar a pele do polvo. Reduza o fogo e coloque o polvo na panela. Cozinhe por cerca de 40 minutos ou até ficar macio. Você pode testar o cozimento enfiando a ponta de uma faca na parte mais grossa do polvo: se entrar com facilidade, está cozido. Escorra o polvo e deixe esfriar completamente. Corte o polvo resfriado em pedaços do tamanho desejado. Em uma tigela, misture o suco de limão, o azeite, o sal e a pimenta para fazer um vinagrete. Adicione o polvo cortado e o aipo fatiado à tigela com o vinagrete. Mexa delicadamente para distribuir uniformemente o vinagrete. Deixe a salada de polvo na geladeira por pelo menos 30 minutos para dar sabor. Antes de servir decore com salsa fresca picada.

ESPARGOS ENVOLVIDOS EM PRESUNTO

Tempo de preparo: 10 minutos

Tempos de cozimento: 15 minutos

Doses para 4 pessoas:

ingredientes:

16 aspargos frescos

8 fatias de presunto cru

Azeite

Sal e pimenta

Preparação:

Pré-aqueça o forno a 200°C. Pegue nos espargos frescos e envolva-os com meia fatia de presunto cru. Repita a operação com os outros aspargos. Disponha os aspargos embrulhados em presunto em uma assadeira levemente untada com óleo. Regue os espargos com um fio de azeite e tempere com sal e pimenta. Asse no forno pré-aquecido por cerca de 15 minutos ou até o presunto ficar crocante e os aspargos macios. Retire do forno e sirva os aspargos envoltos em presunto como aperitivo quente ou em temperatura ambiente.

MOUSSE DE SALMÃO COM TOMATES SECOS

Tempo de preparo: 20 minutos

Tempos de cozimento:

Nenhum (mousse fria)

Doses para 4 pessoas:

ingredientes:

200 g de salmão fumado

150 g de queijo para barrar

4 tomates secos

Suco de meio limão

Sal e pimenta a gosto.

Preparação:

Corte o salmão defumado em pedaços pequenos e coloque na batedeira ou liquidificador. Adicione o queijo para barrar, os tomates secos embebidos em água quente durante alguns minutos e o sumo de limão. Misture tudo até obter uma consistência cremosa e homogênea. Prove e ajuste o sal e a pimenta ao seu gosto. Transfira a mousse de salmão para pequenas tigelas ou copos para apresentação. Cubra e leve à geladeira por pelo menos uma hora para firmar a mousse. Antes de servir pode decorar a mousse com folhas frescas de salsa ou raspas de limão raladas. Sirva a mousse de salmão com tomate seco como aperitivo no crostini ou com bolachas.

ESPETADOS DE CAMARÃO E ABOBRINHA GRELHADOS

Tempo de preparo: 20 minutos

Tempos de cozimento: 10 minutos

Doses para 4 pessoas:

ingredientes:

16 camarões frescos, descascados e limpos

2 abobrinhas médias

Suco de 1 limão

Azeite a gosto

Sal e pimenta a gosto.

Preparação:

Pré-aqueça sua grelha ou churrasqueira. Corte as abobrinhas em fatias finas no sentido do comprimento. Numa tigela, tempere os camarões com sumo de limão, um fio de azeite, sal e pimenta. Passe alternadamente as fatias de camarão e de abobrinha nos espetos. Pincele os espetos com um fio de azeite para evitar que grudem na grelha. Cozinhe os espetos na grelha ou na churrasqueira por cerca de 5 minutos de cada lado, até que os camarões estejam cozidos e as abobrinhas fiquem com lindas estrias na grelha. Retire os espetos da grelha e sirva-os quentes como aperitivo ou como prato principal acompanhados de salada verde fresca.

OVOS COZIDOS RECHEADOS COM GUACAMOLE

Tempo de preparo: 15 minutos

Tempos de cozimento: 10 minutos

Doses para 4 pessoas:

ingredientes:

8 ovos

2 abacates maduros

Suco de 1 limão

1 tomate pequeno e maduro, picado finamente

1 dente de alho picado

1 colher de sopa de cebola roxa picadinha

Sal e pimenta a gosto.

Preparação:

Coloque os ovos numa panela com água fria e deixe ferver. Cozinhe por cerca de 10 minutos. Escorra-os e resfrie-os em água fria corrente. Descasque os ovos e corte-os ao meio no sentido do comprimento. Numa tigela, amasse os abacates com um garfo até obter uma consistência cremosa. Adicione o suco de limão e misture bem. Adicione o tomate picado, o alho e a cebola roxa na tigela com o abacate. Misture delicadamente. Tempere com sal e pimenta a seu gosto. Encha as metades do ovo cozido com o guacamole preparado. Você pode enfeitar os ovos recheados com guacamole com salsa fresca picada ou uma pitada de páprica doce para uma apresentação extra. Sirva ovos cozidos recheados com guacamole como aperitivo ou como petisco em ocasiões especiais.

ROLLATINI DE BERINGELAS COM QUEIJO E PRESUNTO COZIDO

Tempo de preparo: 30 minutos

Tempos de cozimento: 20-25 minutos

Doses para 4 pessoas:

ingredientes:

2 berinjelas médias, 200 g de queijo fatiado

8 fatias de presunto cru

Purê de tomate

Azeite, sal e pimenta

Queijo parmesão ralado

Preparação:

Pré-aqueça o forno a 180°C. Corte as berinjelas em fatias finas no sentido do comprimento. Você pode usar um bandolim para obter fatias uniformes.

Coloque as rodelas de berinjela numa tigela e tempere com um pouco de sal. Deixe-os descansar por cerca de 10 minutos para liberar o excesso de água. Em seguida, enxágue-os em água fria e seque com uma toalha limpa. Distribua uma fatia de queijo e uma fatia de presunto em cada fatia de berinjela. Enrole delicadamente as rodelas de berinjela com o queijo e o presunto dentro. Repita o processo com todas as fatias de berinjela. Pegue uma assadeira e espalhe um pouco de purê de tomate no fundo. Disponha os rolinhos de berinjela na assadeira, com o lado enrolado voltado para baixo. Tempere o rollatini com um fio de azeite, sal e pimenta. Polvilhe um pouco de queijo ralado por cima. Asse no forno pré-aquecido por cerca de 20-25 minutos, até que os rollatini estejam dourados e o queijo derretido . Retire do forno e deixe descansar alguns minutos antes de servir.

PRESUNTO COZIDO COM FATIAS DE QUEIJO

Tempo de preparo: 5 minutos

Tempos de cozimento:

Nenhum (prato frio)

Doses para 4 pessoas:

ingredientes:

8 fatias de presunto cozido

8 fatias de queijo

Preparação:

Pegue uma fatia de presunto cozido e coloque uma fatia de queijo no centro. Enrole a fatia de presunto em volta da fatia de queijo, formando um rolo. Repita o processo com as demais fatias de presunto cozido e queijo. Você pode servir presuntos cozidos com fatias de queijo como aperitivo frio ou como parte de uma tábua de charcutaria.

CARPACCIO DE ESPADA COM CÍTRICOS

Tempo de preparo: 15 minutos

Tempos de cozimento: Nenhum (prato cru)

Doses para 4 pessoas:

ingredientes:

400 g de filé de espadarte fresco

Suco de 2 limões

Suco de 1 laranja

Raspas de 1 limão

Raspas de 1 laranja

Azeite virgem extra

Sal e pimenta

Rúcula ou salada mista

Preparação:

Corte o filé de peixe-espada em rodelas finas e disponha-as num prato de servir. Numa tigela, misture o suco de limão, o suco de laranja e as raspas de limão e laranja raladas. Despeje o molho cítrico sobre as fatias de peixe-espada, tendo o cuidado de cobrir bem todas as fatias. Deixe marinar por cerca de 10 minutos. Adicione um fio de azeite virgem extra ao carpaccio de espadarte e tempere com sal e pimenta. Decore com rúcula ou salada mista fresca. Sirva o carpaccio de espadarte com frutas cítricas como aperitivo ou como prato leve.

ROLOS DE FRANGO COM PRESUNTO E QUEIJO

Tempo de preparo: 20 minutos

Tempos de cozimento: 25-30 minutos

Doses para 4 pessoas:

ingredientes:

4 peitos de frango

8 fatias de presunto cru

8 fatias de queijo

Azeite

Sal e pimenta

Preparação:

Pré-aqueça o forno a 180°C. Pegue um peito de frango e corte-o ao meio no sentido do comprimento. Achate levemente cada metade com um martelo de carne. Disponha uma fatia de presunto e uma fatia de queijo sobre o peito de frango achatado. Enrole o peito de frango em volta do presunto e do queijo e prenda com um palito. Repita o processo com os outros peitos de frango. Aqueça uma frigideira antiaderente com um fio de azeite e doure os rolinhos de frango de todos os lados até dourar. Transfira os rolinhos de frango para uma assadeira e leve ao forno pré-aquecido por cerca de 15-20 minutos ou até que o frango esteja cozido. Retire do forno e deixe descansar alguns minutos antes de servir.

OMELETE DE VEGETAIS MISTA

Tempo de preparo: 15 minutos

Tempos de cozimento: 15-20 minutos

Doses para 4 pessoas:

ingredientes:

6 ovos

1 abobrinha média, cortada em cubos

1 pimentão vermelho picado

1 cebola média cortada em cubos

100 g de cogumelos botão, fatiados

Parmesão ralado a gosto

Azeite a gosto

Sal e pimenta a gosto.

Preparação:

Em uma frigideira antiaderente, aqueça um fio de azeite e acrescente a cebola. Cozinhe até ficar macio e translúcido. Adicione a abobrinha, o pimentão e os cogumelos na panela. Cozinhe os vegetais até ficarem macios. Numa tigela, bata os ovos e acrescente os legumes cozidos. Misture bem. Tempere com sal, pimenta e queijo ralado a gosto. Aqueça um pouco de azeite numa frigideira maior e despeje a mistura de ovos e vegetais na frigideira. E. Cozinhe a omelete em fogo médio-baixo por cerca de 10 a 15 minutos ou até que o fundo esteja dourado e o topo esteja pronto. Vire a omelete sobre um prato raso e coloque-a novamente na panela para cozinhar do outro lado por alguns minutos. Retire da panela e deixe esfriar por alguns minutos antes de cortar em rodelas. Decore com salsa fresca picada e sirva a omelete mista de vegetais como segundo prato ou acompanhamento.

BRUSCHETTE COM TOMATE E MANJERICÃO

Tempo de preparo: 10 minutos

Tempos de cozimento: 5-7 minutos

Doses para 4 pessoas:

ingredientes:

4 fatias de pão rústico

(Pão toscano ou ciabatta)

2 tomates maduros, picados

Folhas frescas de manjericão, a gosto

1 dente de alho cortado ao meio

Azeite extra virgem a gosto

Sal e pimenta a gosto.

Preparação:

Pré-aqueça o forno a 180°C. Coloque as fatias de pão em uma assadeira e leve ao forno pré-aquecido por cerca de 5-7 minutos ou até ficarem crocantes. Esfregue a superfície das fatias de pão com o alho cortado ao meio para dar um leve sabor. Numa tigela, misture os tomates picados com o manjericão fresco. Tempere com sal, pimenta e um fio de azeite virgem extra. Espalhe a mistura de tomate e manjericão sobre as fatias de pão torrado. Você pode adicionar mais folhas frescas de manjericão como guarnição. Sirva a bruscheta com tomate e manjericão como aperitivo ou como lanche saboroso.

SALADA DE ATUM COM OVOS COZIDOS E AZEITONAS

Tempo de preparo: 15 minutos

Tempos de cozimento: 10 minutos

Doses para 4 pessoas:

ingredientes:

2 latas de atum

enlatado (escorrido)

4 ovos

azeitonas pretas sem caroço

1 pepino em cubos

1 pimentão vermelho picado

1 tomate em cubos

Suco de 1 limão

Azeite extra virgem a gosto

Sal e pimenta a gosto.

Preparação:

Em uma panela, leve água levemente salgada para ferver. Adicione os ovos e cozinhe-os por cerca de 10 minutos para obter ovos cozidos. Escorra e deixe esfriar antes de descascá-los e cortá-los ao meio. Numa tigela, misture o atum escorrido, as azeitonas, o pepino, a pimenta e o tomate picado. Adicione o suco de limão, um fiozinho de azeite virgem extra, sal e pimenta. Misture bem para combinar todos os ingredientes. Adicione os ovos cozidos cortados ao meio na tigela com os demais ingredientes ou coloque-os por cima da salada. Sirva a salada de atum com ovos cozidos e azeitonas como segundo prato ou como aperitivo.

BOLSAS DE QUEIJO E SPECK

Tempo de preparo: 15 minutos

Tempos de cozimento: 15-20 minutos

Doses para 4 pessoas:

ingredientes:

1 rolo de macarrão

folha retangular

100 g de queijo fatiado

100 g de grão fatiado

1 ovo

Sementes de gergelim ou

papoula (opcional)

Preparação:

Pré-aqueça o forno a 180°C. Desenrole a massa folhada e corte-a em tiras com cerca de 2-3 cm de largura. Pegue uma tira de massa folhada e embrulhe dentro uma fatia de queijo e uma fatia de grão. Continue o processo até que os ingredientes se esgotem. Coloque os folhados num tabuleiro forrado com papel manteiga. Pincele as assadeiras com o ovo batido para dourar uniformemente. Se desejar, você pode polvilhar sementes de gergelim ou papoula na massa folhada. Asse no forno pré-aquecido por cerca de 15-20 minutos ou até que as assadeiras estejam douradas e crocantes . Retire do forno e deixe esfriar um pouco antes de servir o queijo e os folhados como aperitivo ou entrada.

ALMÔNDEGAS COM MOLHO DE QUEIJO

Tempo de preparo: 20 minutos

Tempos de cozimento: 25-30 minutos

Doses para 4 pessoas:

ingredientes:

500 g de carne picada

1 ovo

1/2 xícara de pão ralado

1/4 parmesão ralado

1 dente de alho

1 colher de sopa de salsa fresca

Sal e pimenta, azeite

1 xícara de molho de queijo

Preparação:

Numa tigela, misture a carne picada com o ovo, o pão ralado, o queijo ralado, o alho picado, a salsa, o sal e a pimenta. Trabalhe os ingredientes até obter uma mistura homogênea. Pegue uma porção da mistura de carne e molde-a em almôndegas de tamanhos iguais. Numa frigideira aqueça um fio de azeite e cozinhe as almôndegas em fogo médio-alto até dourar por todos os lados e ficar cozido. Isso levará cerca de 10 a 15 minutos. Enquanto isso, aqueça o molho de queijo em uma panela em fogo médio-baixo. Transfira as almôndegas cozidas para a panela com o molho de queijo e misture delicadamente para cobrir completamente. Continue cozinhando por alguns minutos para permitir que as almôndegas absorvam o molho de queijo. Sirva as almôndegas com molho de queijo como segundo prato, acompanhadas de acompanhamentos à sua escolha.

CANAPÉS DE SALMÃO COM PEPINO E ABACATE

Tempo de preparo: 15 minutos

Tempos de cozimento: Nenhum (prato frio)

Doses para 4 pessoas:

ingredientes:

4 fatias de pão (pão integral ou baguete)

200 g de salmão defumado cortado em rodelas

1 pepino em fatias finas

1 abacate maduro, fatiado

Suco de limão

Sal e pimenta a gosto.

Cebolinha ou endro fresco (para enfeitar)

Preparação:

Torre levemente as fatias de pão. Disponha as fatias de pão torrado num prato. Coloque uma fatia de salmão fumado, algumas rodelas de pepino e algumas rodelas de abacate em cada fatia de pão . Esprema um pouco de suco de limão sobre o salmão, o pepino e o abacate para evitar a oxidação do abacate e adicione sal e pimenta a gosto. Decore os canapés com cebolinha ou endro fresco. Sirva os canapés de salmão com pepino e abacate como aperitivo ou como lanche saboroso.

MOZZARELLA EM CARROZZA SEM PÃO

Tempo de preparo: 15 minutos

Tempos de cozimento: 10-15 minutos

Doses para 4 pessoas:

ingredientes:

2 mussarela de búfala fresca

Farinha

2 ovos

Migalhas de pão

Óleo de amendoim

Sal e pimenta

Molho de tomate

ou molho marinara

Preparação:

Corte a mussarela em rodelas com cerca de 1 cm de espessura. Prepare três tigelas: uma com a farinha, uma com os ovos batidos e outra com o pão ralado. Passe as fatias de mussarela na farinha, depois no ovo batido e por último na farinha de rosca, fazendo com que a farinha de rosca adira bem dos dois lados. Aqueça bastante óleo de amendoim em uma frigideira antiaderente. Frite a mussarela empanada em óleo bem quente até dourar dos dois lados, cerca de 2-3 minutos de cada lado. Escorra-os em papel absorvente para retirar o excesso de óleo. Tempere os fritos na hora com sal e pimenta e sirva quente com molho de tomate ou molho marinara para mergulhar.

OVOS RECHEADOS COM SALMÃO E QUEIJO PARA ESPALHAR

Tempo de preparo: 20 minutos

Tempos de cozimento: 10 minutos

Doses para 4 pessoas:

ingredientes:

8 ovos

100g de salmão fumado ,

cortar em pedaços pequenos

4 colheres de sopa de cream cheese

(por exemplo, Filadélfia)

Suco de limão

Sal e pimenta a gosto.

Cebolinha ou salsa

fresco, picado (para enfeitar)

Preparação:

Leve uma panela com água para ferver. Adicione os ovos e cozinhe-os por cerca de 10 minutos para obter ovos cozidos. Escorra e deixe esfriar antes de descascá-los. Corte os ovos ao meio no sentido do comprimento e retire delicadamente as gemas. Coloque as gemas em uma tigela. Amasse as gemas com um garfo e junte o salmão fumado cortado em pedaços, o cream cheese e um pouco de suco de limão. Misture bem até obter uma consistência cremosa. Tempere com sal e pimenta. Recheie as metades dos ovos com a mistura de gema e salmão. E. Decore com cebolinha ou salsa fresca picada. Sirva ovos recheados com salmão e cream cheese como aperitivo ou como petisco em ocasiões especiais.

ROLOS DE PRESUNTO
E ESPARGOS

Tempo de preparo: 15 minutos

Tempos de cozimento: 10-15 minutos

Doses para 4 pessoas:

ingredientes:

16 aspargos frescos

8 fatias de presunto cru

Azeite

Sal e pimenta

Preparação:

Pré-aqueça o forno a 200°C. Corte a parte lenhosa dos aspargos e lave-os. Leve uma panela com água levemente salgada para ferver.

Adicione os aspargos e cozinhe por cerca de 3-4 minutos, até ficarem macios, mas ainda crocantes . Escorra-os e passe-os em água fria para interromper o cozimento. Pegue uma fatia de presunto cru e envolva nela dois aspargos, de forma que o presunto envolva completamente os aspargos. Repita o processo com as restantes fatias de presunto e espargos. Disponha os rolinhos de presunto e aspargos em uma assadeira forrada com papel manteiga. Pincele levemente os rolinhos com azeite, sal e pimenta a gosto. Asse no forno pré-aquecido por cerca de 10-15 minutos, até o presunto ficar crocante. Retire do forno e deixe descansar alguns minutos antes de servir os rolinhos de presunto e aspargos como aperitivo ou acompanhamento.

SALADA DE ABACATE E FRANGO COM MOLHO DE IOGURTE

Tempo de preparo: 20 minutos

Tempos de cozimento: 15-20 minutos

Doses para 4 pessoas:

ingredientes:

2 peitos de frango grelhados e cortados em tiras

2 abacates maduros, cortados em fatias

2 xícaras de alface mista, lavada e picada

1 pepino em fatias finas

1/2 cebola roxa em fatias finas

Suco de 1 limão

1/2 xícara de iogurte grego

1 dente de alho picado

Cebolinha fresca picada ou salsa (para enfeitar)

Sal e pimenta a gosto.

Preparação:

Grelhe os peitos de frango até ficarem cozidos. Deixe esfriar um pouco e depois corte-os em tiras. Em uma tigela, misture o frango grelhado, o abacate fatiado, a alface, o pepino e a cebola roxa fatiada. Em outra tigela, prepare o molho misturando o iogurte grego, o suco de limão, o alho picado, o sal e a pimenta. Misture bem para obter um molho cremoso. Despeje o molho de iogurte sobre a mistura de frango e vegetais e misture delicadamente para cobrir uniformemente. Decore com cebolinha ou salsa fresca picada. Sirva Salada de Abacate e Frango com Molho de Iogurte como prato principal ou como salada leve.

FLAN DE ALCACHOFRA E QUEIJO

Tempo de preparo: 20 minutos

Tempos de cozimento: 30-35 minutos

Doses para 4 pessoas:

ingredientes:

4 alcachofras frescas

200 g de queijo ralado

(por exemplo, pecorino ou parmesão)

4 ovos

200 ml de creme fresco

Sal e pimenta a gosto.

Manteiga para untar a forma

Preparação:

Prepare as alcachofras: retire as folhas exteriores duras, corte a parte superior das alcachofras e corte a base. Remova as pontas das folhas, se necessário. Corte as alcachofras ao meio e retire o feno interno. Ferva as alcachofras em água fervente com sal por cerca de 10-15 minutos ou até ficarem macias. Escorra-os e deixe esfriar um pouco. Pré-aqueça o forno a 180°C. Unte com manteiga uma assadeira. Numa tigela, bata os ovos e acrescente o creme de leite fresco. Adicione o queijo ralado e misture bem. Tempere com sal e pimenta a gosto. Coloque as alcachofras na forma untada com manteiga e regue com a mistura de ovo e queijo. Asse no forno pré-aquecido por cerca de 20-25 minutos ou até que o topo esteja dourado e a torta firme. Retire do forno e deixe esfriar antes de servir o pudim de alcachofra e queijo como segundo prato ou acompanhamento.

CAMARÕES ALIMENTADOS COM ALHO E SALSA

Tempo de preparo: 10 minutos

Tempos de cozimento: 5-7 minutos

Doses para 4 pessoas:

ingredientes:

500g de camarões frescos, descascados

e privado dos intestinos

4 colheres de sopa de azeite

4 dentes de alho picados finamente

Salsinha,

picado a gosto

Sal e pimenta a gosto.

Preparação:

Lave os camarões em água fria corrente e seque-os com papel absorvente. Em uma frigideira antiaderente, aqueça o azeite em fogo médio-alto. Adicione os dentes de alho picados e cozinhe por alguns minutos, até dourar levemente e ficar perfumado. Adicione os camarões à panela e cozinhe por cerca de 3-4 minutos de cada lado, até ficarem rosados e cozidos. Tempere com sal e pimenta a gosto durante o cozimento. Retire a panela do fogo e polvilhe os camarões com salsa fresca picada. Sirva o camarão numa frigideira com alho e salsa como aperitivo ou como segundo prato, talvez acompanhado de alguns croutons.

RECEITAS
PRIMEIROS PRATOS

SOPA DE REPOLHO E SALSICHA

Tempo de preparo: 20 minutos

Tempo de cozimento: 30 minutos

Doses para: 4 pessoas

Ingredientes:

200 g de cebola picada

2 dentes de alho picados

2 colheres de sopa de azeite

500 g de couve-lombarda picada

1 litro de caldo de legumes

400 g de tomate pelado, não drenado

1 colher de chá de orégano seco

1/2 colher de chá de pimenta preta

400 g de linguiça italiana doce esfarelada

Sal a gosto

Preparação:

Refogue a cebola e o alho no azeite até ficarem macios. Adicione a couve lombarda e cozinhe por 5 minutos. Despeje o caldo de legumes, o tomate pelado, o orégano e a pimenta-do-reino. Deixe ferver e cozinhe por 20 minutos. Adicione a linguiça esfarelada e cozinhe por mais 5 minutos. Prove e ajuste os temperos a gosto. Sirva quente com pão crocante.

TAGLIATELLE DE ABOBRINHA COM MOLHO DE TOMATE E ALMÔNDEGAS

Tempo de preparo: 20 minutos

Tempos de cozimento: 30 minutos

Ingredientes:

Serve 4 pessoas

4 abobrinhas

500 g de carne picada

1 cebola picada

2 dentes de alho picados

400 g de purê de tomate

1 colher de sopa de azeite

1 colher de chá de orégano seco

Sal e pimenta a gosto.

Preparação:

Corte as abobrinhas em juliana para obter o "tagliatelle" de abobrinha. Numa panela, aqueça o azeite e junte a cebola e o alho. Frite até dourar. Adicione a carne moída à panela e cozinhe até dourar bem. Adicione o purê de tomate, orégano, sal e pimenta. Misture bem e cozinhe em fogo médio-baixo por cerca de 15 a 20 minutos. Enquanto isso, em uma panela separada, cozinhe o tagliatelle de abobrinha por 2-3 minutos até ficar macio. Sirva o tagliatelle de abobrinha com o molho de tomate e as almôndegas por cima. Desfrute de sua refeição!

LASANHA DE BERINGELA SEM MASSA

Tempo de preparo: 30 minutos

Tempos de cozimento: 40 minutos

Ingredientes:

Serve 4 pessoas

2 berinjelas grandes

400 g de carne picada

1 cebola picada, 2 dentes de alho picados

400 g de purê de tomate

250g de mussarela em fatias

50g de queijo ralado

1 colher de sopa de azeite

Sal e pimenta a gosto.

Preparação:

Corte as beringelas em rodelas finas e grelhe-as até ficarem macias. Numa panela, aqueça o azeite e junte a cebola e o alho. Frite até dourar. Adicione a carne moída à panela e cozinhe até dourar bem. Adicione o purê de tomate, sal e pimenta. Misture bem e cozinhe em fogo médio-baixo por cerca de 15 minutos. Numa frigideira, comece a criar as camadas alternando as rodelas de berinjela, o ragù e a mussarela. Continue alternando as camadas até acabarem os ingredientes, terminando com uma camada de mussarela por cima. Polvilhe o queijo ralado sobre a lasanha. Asse em forno pré-aquecido a 180°C por aproximadamente 25-30 minutos ou até o queijo dourar e derreter. Deixe descansar alguns minutos antes de servir. Desfrute de sua refeição!

ESPAGUETE DE ABOBRINHA COM PESTO DE ABACATE

Tempo de preparo: 15 minutos

Tempos de cozimento: nenhum

Os ingredientes:

Serve 4 pessoas

4 abobrinhas, 1 abacate maduro

1 ramo de manjericão fresco

1 dente de alho

Suco de 1 limão

30 g de amêndoas ou pinhões

3 colheres de sopa de azeite

Sal e pimenta a gosto.

Preparação:

Corte as abobrinhas em juliana ou use uma espiral para fazer espaguete de abobrinha. Num processador de alimentos ou liquidificador, misture o abacate, o manjericão, o dente de alho, o sumo de limão, as amêndoas ou pinhões, o azeite, o sal e a pimenta. Misture até obter uma consistência cremosa. Misture o pesto de abacate com o macarrão de abobrinha até ficar bem temperado. Sirva o espaguete de abobrinha com o pesto de abacate. Desfrute de sua refeição!

SOPA DE TOMATE COM FRANGO E LEGUMES

Tempo de preparo: 20 minutos

Tempos de cozimento: 30 minutos

Ingredientes:

Serve 4 pessoas

2 peitos de frango cortados em cubos

1 cebola picada

2 cenouras cortadas em rodelas

2 talos de aipo cortados em fatias

3 dentes de alho picados

800 g de tomate pelado, picado

1 litro de caldo de galinha

1 colher de chá de orégano seco

1 colher de chá de manjericão seco

Sal e pimenta a gosto.

Azeite para cozinhar

Preparação:

Numa panela grande, aqueça um fio de azeite e junte a cebola, a cenoura, o aipo e o alho. Frite até dourar. Adicione o frango em cubos à panela e cozinhe até dourar. Adicione o tomate enlatado picado, o caldo de galinha, o orégano, o manjericão, o sal e a pimenta. Misture bem e deixe ferver. Reduza o fogo e cozinhe em fogo médio-baixo por cerca de 20 a 25 minutos ou até que o frango esteja cozido e os vegetais macios. Prove e ajuste o sal e a pimenta, se necessário. Sirva quente a sopa de tomate com frango e legumes . Desfrute de sua refeição!

MACARRÃO DE PEPINO COM SALADA DE ATUM E ABACATE

Tempo de preparo: 15 minutos

Tempos de cozimento: nenhum

Ingredientes:

Serve 4 pessoas

2 pepinos

2 latas de atum escorrido

1 abacate maduro

Suco de 1 limão

1 colher de sopa de azeite

1 cebola roxa em fatias finas

Salsa fresca picada a gosto

Sal e pimenta a gosto.

Preparação:

Usando um descascador de vegetais, crie "macarrão" de pepino. Deixe-os de lado. Em uma tigela, amasse o abacate até obter uma consistência cremosa. Adicione o suco de limão, o azeite, o sal e a pimenta. Misture bem para obter o molho de abacate. Em outra tigela, misture o atum escorrido, a cebola roxa e a salsa picada. Mexa delicadamente para temperar o atum. Adicione o "macarrão" de pepino ao molho de abacate e mexa para distribuir uniformemente o molho. Disponha o tagliatelle de pepino em uma travessa e decore com o atum temperado por cima. Sirva o macarrão de pepino com molho de atum e abacate. Desfrute de sua refeição!

SALADA DE CAMARÃO
COM ABACATE E LIMA

Tempo de preparo: 20 minutos

Tempos de cozimento: 5 minutos

Ingredientes:

Serve 4 pessoas

500 g de camarões descascados

2 abacates maduros, cortados em cubos, suco de 2 limões

1 pepino cortado em fatias finas

1 pimentão vermelho picado

1 cebola roxa em fatias finas

Salsa fresca picada a gosto

Azeite para cozinhar camarões

Sal e pimenta a gosto.

Preparação:

Numa panela, aqueça um fio de azeite e cozinhe os camarões descascados até ficarem rosados e cozidos, cerca de 3-5 minutos. Em uma tigela grande, misture os abacates picados, o suco de limão, o pepino em fatias finas, o pimentão vermelho picado e a cebola roxa. Mexa delicadamente para temperar os ingredientes. Adicione o camarão cozido à salada e misture levemente. Tempere com sal e pimenta a seu gosto. Polvilhe a salada com salsa fresca picada. Sirva a salada de camarão com abacate e limão. Desfrute de sua refeição!

ARROZ DE COUVE-FLOR COM VEGETAIS PAN-SAUTEADOS

Tempo de preparo: 15 minutos

Tempos de cozimento: 15 minutos

Ingredientes:

Serve 4 pessoas

1 couve-flor grande

1 abobrinha cortada em cubos

1 pimentão vermelho picado

1 cenoura em cubos, 1 cebola picada

2 dentes de alho picados

2 colheres de sopa de azeite

Sal e pimenta a gosto.

Salsa fresca picada a gosto

Preparação:

Corte a couve-flor em pedaços pequenos e coloque na batedeira ou liquidificador. Misture até obter uma consistência de arroz. Numa frigideira grande, aqueça o azeite e junte a cebola e o alho. Frite até dourar. Adicione os legumes (abobrinha, pimentão e cenoura) à panela e refogue por 5-7 minutos, até ficarem macios, mas ainda crocantes . Adicione a couve-flor ralada à frigideira e misture bem com os legumes salteados. Continue cozinhando por mais 5 minutos. Prove e ajuste o sal e a pimenta ao seu gosto. Sirva o arroz de couve-flor com legumes salteados, guarnecido com salsa fresca picada. Desfrute de sua refeição!

ESPAGUETE DE ABOBRINHA COM MOLHO DE CARNE

Tempo de preparo: 20 minutos

Tempos de cozimento: 30 minutos

Ingredientes:

Serve 4 pessoas

4 abobrinhas

500 g de carne picada

1 cebola picada

2 dentes de alho picados

400 g de purê de tomate

1 colher de sopa de azeite

1 colher de chá de orégano seco

Sal e pimenta a gosto.

Preparação:

Corte as abobrinhas em juliana para obter o "espaguete" de abobrinha. Numa panela, aqueça o azeite e junte a cebola e o alho. Frite até dourar. Adicione a carne moída à panela e cozinhe até dourar bem. Adicione o purê de tomate, orégano, sal e pimenta. Misture bem e cozinhe em fogo médio-baixo por cerca de 15 a 20 minutos. Enquanto isso, em outra panela, cozinhe o "espaguete" de abobrinha por 2-3 minutos até ficar macio. Sirva o espaguete de abobrinha com o ragù por cima. Desfrute de sua refeição!

SOPA DE PEIXE E MARISCO

Tempo de preparo: 15 minutos

Tempos de cozimento: 30 minutos

Ingredientes:

Serve 4 pessoas

500 g de peixe misto (bacalhau ,

camarões, mexilhões, amêijoas)

1 cebola picada

2 dentes de alho picados

400 g de tomate pelado, picado

1 litro de caldo de peixe ou água

1 colher de chá de orégano seco

1 colher de chá de pimenta vermelha em
flocos

Suco de 1 limão

Salsa fresca picada a gosto

Sal e pimenta a gosto.

Azeite para cozinhar

Preparação:

Numa panela grande, aqueça um fio de azeite e junte a cebola e o alho. Frite até dourar. Adicione o peixe misturado à panela e cozinhe por alguns minutos, até dourar levemente. Adicione os tomates pelados picados, o caldo de peixe (ou água), os orégãos, a malagueta (se quiser), o sumo de limão, o sal e a pimenta. Misture bem e deixe ferver. Reduza o fogo e cozinhe em fogo médio-baixo por cerca de 20 a 25 minutos ou até que o peixe esteja cozido e os sabores se misturem. Antes de servir polvilhe com salsa fresca picada. Sirva a sopa de peixe e marisco bem quente . Desfrute de sua refeição!

SALADA DE FRANGO COM TOMATES E QUEIJO FETA

Tempo de preparo: 20 minutos

Tempos de cozimento: 15 minutos

Ingredientes:

Serve 4 pessoas

2 peitos de frango cozidos e cortados em cubos

200 g de tomate cereja cortado ao meio

100g de queijo feta esfarelado

1 pepino cortado em fatias finas

1 pimentão amarelo picado

1 cebola roxa em fatias finas

Suco de 1 limão

3 colheres de sopa de azeite

Salsa fresca picada a gosto

Sal e pimenta a gosto.

Preparação:

Em uma tigela grande, misture os cubos de frango, o tomate cereja, o queijo feta, o pepino, o pimentão amarelo e a cebola roxa. Em uma tigela pequena separada, misture o suco de limão, o azeite, o sal e a pimenta para fazer o molho. Despeje o molho na tigela de ingredientes e misture bem para temperar a salada. Polvilhe com salsa fresca picada para enfeitar. Sirva a salada de frango com tomate cereja e queijo feta. Desfrute de sua refeição!

LINGUINE DE ABOBRINHA COM MOLHO DE TOMATE E FRANGO GRELHADO

Tempo de preparo: 20 minutos

Tempos de cozimento: 30 minutos

Ingredientes:

Serve 4 pessoas

4 abobrinhas

2 peitos de frango marinados em azeite ,

suco de limão, sal, pimenta e temperos a gosto

400 g de tomate pelado, picado

1 cebola picada, 2 dentes de alho picados

1 colher de sopa de azeite

Sal e pimenta a gosto.

Manjericão fresco picado a gosto

Preparação:

Usando um espiralizador ou descascador de batatas, crie o "linguine" de abobrinha. Deixe-os de lado. Numa panela, aqueça o azeite e junte a cebola e o alho. Frite até dourar. Adicione os tomates pelados cortados em pedaços, sal e pimenta. Misture bem e cozinhe em fogo médio-baixo por cerca de 15 a 20 minutos. Enquanto isso, grelhe os peitos de frango marinados até ficarem cozidos. Adicione o linguine de abobrinha ao molho de tomate e mexa para distribuir uniformemente o molho. Sirva o linguine de abobrinha com molho de tomate e frango grelhado por cima. Polvilhe com manjericão fresco picado e queijo ralado, se desejar. Desfrute de sua refeição!

RISOTTO DE COUVE-FLOR COM COGUMELOS E QUEIJO GRATO

Tempo de preparo: 15 minutos

Tempos de cozimento: 25 minutos

Ingredientes:

Serve 4 pessoas

1 couve-flor média, cortada em pedaços pequenos

200g de cogumelos mistos, cortados em fatias

1 cebola picada

2 dentes de alho picados

300 g de arroz Arborio ou Carnaroli

1/2 copo de vinho branco seco

1 litro de caldo de legumes

50g de parmesão ralado

2 colheres de sopa de azeite

Sal e pimenta a gosto.

Preparação:

Em uma panela grande, leve o caldo de legumes para ferver e mantenha aquecido. Numa panela, aqueça o azeite e junte a cebola e o alho. Frite até dourar. Adicione os cogumelos à panela e cozinhe até dourar e a água liberada evaporar. Deixe-os de lado. Em outra panela, adicione o arroz e toste por alguns minutos, mexendo sempre. Adicione o vinho branco à panela com o arroz e misture até absorver completamente.

Coloque na panela a couve-flor cortada em pedaços e comece a adicionar o caldo de legumes aos poucos, mexendo sempre e esperando o caldo absorver antes de adicionar mais. Continue adicionando o caldo e mexendo até o arroz ficar cozido al dente e a couve-flor ficar macia. Adicione os cogumelos salteados à frigideira com o risoto e misture bem. Tempere com sal e pimenta a seu gosto. Antes de servir polvilhe com queijo ralado. Sirva o risoto de couve-flor com cogumelos e queijo ralado quente. Desfrute de sua refeição!

SOPA DE CALDO DE FRANGO COM LEGUMES

Tempo de preparo: 15 minutos

Tempos de cozimento: 30 minutos

Ingredientes:

Serve 4 pessoas

1 litro de caldo de galinha (caseiro ou comprado)

2 peitos de frango cozidos e cortados em cubos

2 cenouras cortadas em rodelas

2 talos de aipo cortados em fatias

1 cebola picada

2 dentes de alho picados

100 g de ervilhas (frescas ou congeladas)

1 abobrinha cortada em cubos

Salsa fresca picada a gosto

Sal e pimenta a gosto. Azeite para cozinhar

Preparação:

Numa panela grande, aqueça um fio de azeite e junte a cebola e o alho. Frite até dourar. Adicione a cenoura, o aipo e a abobrinha à panela e cozinhe por alguns minutos, até ficarem ligeiramente macios. Despeje o caldo de galinha na panela e deixe ferver. Reduza o fogo e acrescente as ervilhas e os cubos de frango cozido. Cozinhe em fogo médio-baixo por cerca de 15-20 minutos ou até que os vegetais estejam macios. Prove e ajuste o sal e a pimenta ao seu gosto. Antes de servir polvilhe com salsa fresca picada. Sirva a canja de caldo de galinha com legumes quentes. Desfrute de sua refeição!

SALADA DE ATUM COM OVOS COZIDOS E AZEITONAS

Tempo de preparo: 15 minutos

Tempos de cozimento: 10 minutos

Ingredientes:

Serve 4 pessoas

2 latas de atum em óleo escorrido

4 ovos cozidos, cortados ao meio

200 g de tomate cereja cortado ao meio

100 g de azeitonas pretas sem caroço e cortadas em rodelas

1 cebola roxa em fatias finas

Suco de 1 limão

3 colheres de sopa de azeite

Salsa fresca picada a gosto

Sal e pimenta a gosto.

Preparação:

Numa tigela grande, misture o atum escorrido, os ovos cozidos cortados ao meio, os tomates cereja, as azeitonas e a cebola roxa. Em uma tigela pequena separada, misture o suco de limão, o azeite, o sal e a pimenta para fazer o molho. Despeje o molho na tigela de ingredientes e misture bem para temperar a salada. Polvilhe com salsa fresca picada para enfeitar. Sirva a salada de atum com ovos cozidos e azeitonas. Desfrute de sua refeição!

TAGLIATELLE DE PEPINO COM MOLHO DE ATUM E TOMATES

Tempo de preparo: 15 minutos

Tempos de cozimento: nenhum

Ingredientes:

Serve 4 pessoas

2 pepinos

2 latas de atum escorrido

200 g de tomate cereja cortado ao meio

1 cebola roxa em fatias finas

Suco de 1 limão, 3 colheres de sopa de azeite

Salsa fresca picada a gosto

Sal e pimenta a gosto.

Preparação:

Usando um descascador de vegetais, crie "macarrão" de pepino. Deixe-os de lado. Numa tigela, misture o atum escorrido, o tomate cereja, a cebola roxa, o sumo de limão, o azeite, o sal e a pimenta. Misture bem para obter o molho de atum. Adicione o "macarrão" de pepino à tigela com o molho de atum e misture delicadamente para cobrir o macarrão. Sirva o tagliatelle de pepino com o atum e o molho de tomate cereja. Polvilhe com salsa fresca picada. Desfrute de sua refeição!

ESPAGUETE DE ABOBRINHA COM PESTO DE ESPINAFRE E FRANGO

Tempo de preparo: 20 minutos

Tempo de cozimento: 15 minutos

Ingrediente:

Serve 4 pessoas

4 abobrinhas

200g de peito de frango cortado em cubos

100 g de espinafre fresco

30g de nozes

2 dentes de alho

50g de parmesão ralado

Suco de 1/2 cidra

3 colheres de sopa de azeite, Sal e pimenta a gosto.

Preparação:

Usando um espiralizador ou descascador de batatas, crie "espaguete" de abobrinha. Deixe-os de lado. Em uma panela, aqueça uma colher de sopa de azeite e cozinhe os cubos de frango até ficarem cozidos e dourados. Deixe de lado. No liquidificador ou liquidificador, misture o espinafre, as nozes, o alho, o parmesão ralado, o suco de limão, o sal e a pimenta. Misture até obter uma consistência cremosa. Adicione gradualmente o azeite até obter a consistência desejada. Numa panela, aqueça o "espaguete" de abobrinha com uma colher de azeite até ficar macio. Adicione o pesto de espinafres à frigideira com o "espaguete" de courgette e misture bem para temperar o esparguete. Adicione o frango cozido à frigideira e mexa delicadamente. Sirva o "espaguete" de abobrinha com espinafre e pesto de frango. Desfrute de sua refeição!

SOPA DE VEGETAIS COM ALMÔNDEGAS DE PERU

Tempo de preparo: 20 minutos

Tempos de cozimento: 30 minutos

Ingredientes:

Serve 4 pessoas

500 g de carne de peru picada

1 cebola picada, 2 cenouras cortadas em cubos

2 talos de aipo em cubos

1 abobrinha cortada em cubos

2 dentes de alho picados

1 litro de caldo de legumes

2 colheres de sopa de azeite

Salsa fresca picada a gosto

Sal e pimenta a gosto.

Preparação:

Numa tigela, misture o peru moído, a cebola picada, o alho picado, a salsa fresca picada, o sal e a pimenta. Forme almôndegas do tamanho desejado. Numa panela, aqueça o azeite e frite a cebola e o alho até dourar. Adicione a cenoura, o aipo e a abobrinha à panela e cozinhe por alguns minutos, até ficarem ligeiramente macios. Despeje o caldo de legumes na panela e deixe ferver. Reduza o fogo e coloque as almôndegas de peru na panela. Cozinhe em fogo médio-baixo por cerca de 15 a 20 minutos ou até que as almôndegas estejam cozidas e os vegetais macios. Prove e ajuste o sal e a pimenta ao seu gosto. Antes de servir polvilhe com salsa fresca picada. Sirva a sopa de legumes com as almôndegas de peru bem quentes.

PAD TAILANDÊS DE ABOBRINHA TAILANDESA COM CAMARÕES

Tempo de preparo: 20 minutos

Tempos de cozimento: 10 minutos

Ingredientes:, Serve 4 pessoas

4 abobrinhas cortadas em juliana ou em espiral

200 g de camarões descascados

2 ovos batidos, suco de 1 limão

3 colheres de sopa de molho de soja

2 colheres de sopa de açúcar mascavo

3 colheres de sopa de óleo de gergelim

4 dentes de alho picados

Preparação:

Numa panela, aqueça o óleo de gergelim e o alho picado. Frite até o alho dourar.

Adicione o camarão à panela e cozinhe até ficar rosado e cozido. Retire o camarão da frigideira e reserve. Despeje os ovos batidos na mesma panela e cozinhe até engrossar um pouco. Adicione as abobrinhas cortadas em juliana à panela e cozinhe por alguns minutos, até ficarem macias, mas ainda crocantes. Em uma tigela separada, misture o molho de soja, o açúcar mascavo e o suco de limão. Despeje o molho na panela com as abobrinhas e misture bem. Adicione os camarões previamente cozidos à panela e misture delicadamente para distribuir uniformemente o molho. Se quiser um pouco de calor, coloque flocos de pimenta na panela e misture bem. Antes de servir decore com pedaços de amendoim torrado e coentros frescos picados. Sirva a curgete Pad Thai com camarões bem quentes. Desfrute de sua refeição!

SALADA DE FRANGO COM ABACATE E TOMATES SECOS

Tempo de preparo: 20 minutos

Tempo de cozimento: 15 minutos (para frango)

Ingredientes:

Serve 4 pessoas

2 peitos de frango marinados em azeite ,

suco de limão, sal, pimenta e temperos a gosto

2 abacates cortados em cubos, suco de 1 limão

100g de tomate seco, demolhado

água quente e corte em tiras

200 g de alface mista ,

lavado e cortado em pedaços

1 cebola roxa em fatias finas

3 colheres de sopa de azeite

Sal e pimenta a gosto.

Preparação:

Grelhe os peitos de frango marinados até ficarem cozidos. Deixe esfriar e corte-os em rodelas ou cubos. Em uma tigela grande, misture o frango grelhado, os abacates em cubos , os tomates secos em cubos, a alface mista e a cebola roxa fatiada. Em uma tigela pequena separada, misture o suco de limão, o azeite, o sal e a pimenta para fazer o molho. Despeje o molho na tigela de ingredientes e misture bem para temperar a salada. Sirva a salada de frango com abacate e tomate seco. Desfrute de sua refeição!

ARROZ DE COUVE-FLOR COM FRANGO GRELHADOS E LEGUMES

Tempo de preparo: 20 minutos

Tempos de cozimento: 15 minutos

Ingredientes:

Serve 4 pessoas

2 peitos de frango marinados em óleo

azeite, suco de limão, sal, pimenta

1 couve-flor média, cortada em pedaços pequenos

2 cenouras cortadas em cubos

1 abobrinha cortada em cubos

1 pimentão vermelho picado

1 cebola picada, 2 dentes de alho picados

2 colheres de sopa de azeite

Sal e pimenta a gosto.

Preparação:

Grelhe os peitos de frango marinados até ficarem cozidos. Deixe esfriar e corte-os em rodelas ou cubos. No liquidificador ou mixer, bata a couve-flor picada até ficar com consistência de arroz. Numa frigideira grande, aqueça o azeite e junte a cebola e o alho. Frite até dourar. Adicione os legumes (cenoura, abobrinha, pimentão) à panela e cozinhe por 5-7 minutos, até ficarem macios, mas ainda crocantes. Adicione o arroz de couve-flor à panela com os legumes e misture bem para temperar o arroz. Prove e ajuste o sal e a pimenta ao seu gosto. Sirva o arroz de couve-flor com frango grelhado e legumes. Desfrute de sua refeição!

SOPA DE CREME DE BROCOLIS COM QUEIJO RALADO

Tempo de preparo: 15 minutos

Tempos de cozimento: 25 minutos

Ingredientes:

Serve 4 pessoas

500 g de brócolis cortado em pedaços

1 cebola picada

2 dentes de alho picados

1 litro de caldo de legumes

100 g de parmesão ralado

2 colheres de sopa de azeite

Sal e pimenta a gosto.

Preparação:

Numa panela grande, aqueça o azeite e acrescente a cebola e o alho. Frite até dourar. Adicione o brócolis à panela e cozinhe por alguns minutos, até ficar ligeiramente macio. Despeje o caldo de legumes na panela e deixe ferver. Reduza o fogo e cozinhe em fogo médio-baixo por cerca de 15 a 20 minutos ou até que os brócolis estejam macios. Usando um liquidificador de imersão ou liquidificador, bata a sopa até ficar homogênea e cremosa. Prove e ajuste o sal e a pimenta ao seu gosto. Antes de servir polvilhe com queijo ralado. Sirva o creme de brócolis com o queijo ralado bem quente. Desfrute de sua refeição!

ESPAGUETE DE ABOBRINHA COM MOLHO DE TOMATE E ALMÔNDEGAS DE FRANGO

Tempo de preparo: 30 minutos

Tempos de cozimento: 30 minutos

Ingredientes:

Serve 4 pessoas

4 abobrinhas

400 g de tomate pelado, picado

500 g de carne de frango picada

1 cebola picada, 2 dentes de alho picados

1 ovo, 50 g de pão ralado

Salsa fresca picada a gosto

Sal e pimenta a gosto.

Azeite para cozinhar

Preparação:

Usando um espiralizador ou descascador de batatas, crie "espaguete" de abobrinha. Deixe-os de lado. Numa tigela, misture o frango picado, a cebola picada, o alho picado, o ovo, o pão ralado, a salsa fresca picada, o sal e a pimenta. Forme almôndegas do tamanho desejado. Numa panela, aqueça um fio de azeite e cozinhe as almôndegas de frango até ficarem cozidas e douradas. Deixe-os de lado. Num tacho à parte, aqueça um fio de azeite e junte os tomates pelados cortados em pedaços, o sal e a pimenta. Cozinhe em fogo médio-baixo por cerca de 15-20 minutos ou até o molho engrossar.

Adicione o "espaguete" de abobrinha à panela com o molho de tomate e mexa para distribuir uniformemente o molho. Adicione as almôndegas de frango à panela com o "espaguete" de abobrinha e o molho de tomate. Mexa delicadamente para combinar os ingredientes. Antes de servir polvilhe com salsa fresca picada. Sirva o espaguete de abobrinha com molho de tomate e almôndegas de frango. Desfrute de sua refeição!

SOPA DE TOMATE COM MANJERICÃO E BACON CRISPY

Tempo de preparo: 15 minutos

Tempos de cozimento: 30 minutos

Ingredientes:

Serve 4 pessoas

1 kg de tomate maduro cortado em cubos

1 cebola picada

2 dentes de alho picados

4 fatias de bacon cortadas em tiras

1 cacho de manjericão fresco picado

2 colheres de sopa de azeite

Sal e pimenta a gosto.

Preparação:

Numa panela grande, aqueça o azeite e acrescente a cebola e o alho. Frite até dourar. Adicione os tomates picados à panela e cozinhe em fogo médio por cerca de 20-25 minutos, até que os tomates amoleçam e o molho engrosse ligeiramente. Enquanto isso, em uma frigideira separada, cozinhe o bacon em fogo médio-alto até ficar crocante. Deixe de lado. Adicione o manjericão picado à panela com o purê de tomate e misture bem. Bata a sopa no liquidificador de imersão ou mixer até obter uma consistência lisa e homogênea. Prove e ajuste o sal e a pimenta ao seu gosto. Antes de servir, decore cada porção com bacon crocante. Sirva a sopa de tomate com manjericão e bacon crocante e quente. Desfrute de sua refeição!

SALADA DE ATUM COM ABACATE E PEPINOS

Tempo de preparo: 15 minutos

Tempos de cozimento: 0 minutos

Ingredientes:

Serve 4 pessoas

2 latas de atum em óleo escorrido

2 abacates em cubos

2 pepinos cortados em rodelas

Suco de 1 limão

2 colheres de sopa de azeite

Salsa fresca picada a gosto

Sal e pimenta a gosto.

Preparação:

Em uma tigela grande, misture o atum escorrido, os abacates em cubos e os pepinos em cubos. Em uma tigela pequena separada, misture o suco de limão, o azeite, o sal e a pimenta para fazer o molho. Despeje o molho na tigela de ingredientes e misture bem para temperar a salada. Polvilhe com salsa fresca picada para enfeitar. Sirva a salada de atum com abacate e pepino. Desfrute de sua refeição!

MACARRÃO DE PEPINO COM MOLHO DE TOMATE E SALSICHA

Tempo de preparo: 15 minutos

Tempos de cozimento: 30 minutos

Ingredientes:

Serve 4 pessoas

2 pepinos

200 g de linguiça descascada e esfarelada

400 g de tomate pelado, picado

1 cebola picada, 2 dentes de alho picados

2 colheres de sopa de azeite

1 colher de chá de açúcar

Manjericão fresco picado a gosto

Sal e pimenta a gosto.

Preparação:

Usando um espiralizador ou descascador de vegetais, crie "macarrão" de pepino. Deixe-os de lado. Numa panela, aqueça o azeite e junte a cebola e o alho. Frite até dourar. Adicione a linguiça esfarelada à panela e cozinhe até ficar cozida. Coloque na frigideira os tomates pelados cortados em pedaços, o sal, a pimenta e o açúcar. Misture bem e cozinhe em fogo médio-baixo por cerca de 15-20 minutos ou até o molho engrossar. Adicione o "macarrão" de pepino à panela com o molho de tomate e mexa para distribuir uniformemente o molho. Antes de servir decore com manjericão fresco picado. Sirva o tagliatelle de pepino com molho de tomate e linguiça. Desfrute de sua refeição!

RISOTTO DE COUVE-FLOR COM CAMARÃO E QUEIJO RALADO

Tempo de preparo: 20 minutos

Tempos de cozimento: 30 minutos

Ingredientes:

Serve 4 pessoas

1 couve-flor média ,

cortar em pedaços pequenos

300 g de camarões descascados

1 cebola picada, 2 dentes de alho picados

300 g de arroz arbóreo

1/2 copo de vinho branco seco

1 litro de caldo de legumes

50g de parmesão ralado

2 colheres de sopa de azeite

Salsa fresca picada a gosto

Sal e pimenta a gosto.

Preparação:

Leve o caldo de legumes para ferver em uma panela e mantenha aquecido em fogo baixo. Em outra panela, aqueça o azeite e acrescente a cebola e o alho. Frite até dourar. Adicione o arroz Arbório à frigideira e toste por alguns minutos, mexendo sempre. Deglaçar com vinho branco seco e deixar evaporar o álcool. Adicione o caldo de legumes quente aos poucos, uma concha de cada vez, mexendo sempre e esperando que o caldo seja absorvido antes de adicionar o próximo.

Adicione os pedaços de couve-flor à panela na metade do cozimento do risoto e continue cozinhando até que o arroz e a couve-flor estejam macios. Adicione os camarões descascados à panela e mexa bem para distribuir os ingredientes. Prove e ajuste o sal e a pimenta ao seu gosto. Antes de servir polvilhe com queijo ralado e salsa fresca picada. Sirva o risoto de couve-flor com camarão e queijo ralado. Desfrute de sua refeição!

SOPA DE COGUMELOS COM CREME E SALSA

Tempo de preparo: 15 minutos

Tempos de cozimento: 25 minutos

Ingredientes:

Serve 4 pessoas

500 g de cogumelos mistos ,

limpa e fatiada, 1 cebola picada

2 dentes de alho picados

500 ml de caldo de legumes

200 ml de creme de cozinha

2 colheres de sopa de azeite

Salsa fresca picada a gosto

Sal e pimenta a gosto.

Preparação:

Numa panela grande, aqueça o azeite e acrescente a cebola e o alho. Frite até dourar. Adicione os cogumelos fatiados à panela e cozinhe até ficarem macios e dourados. Despeje o caldo de legumes na panela e deixe ferver. Abaixe o fogo e cozinhe em fogo médio-baixo por cerca de 15-20 minutos. Usando um liquidificador de imersão ou liquidificador, bata parcialmente a sopa até obter uma consistência levemente cremosa. Adicione o creme de cozinha à panela e misture bem. Prove e ajuste o sal e a pimenta ao seu gosto. Antes de servir decore com salsa fresca picada. Sirva a sopa de cogumelos com natas e salsa bem quente . Desfrute de sua refeição!

SALADA DE FRANGO COM LEGUMES GRELHADOS E QUEIJO FETA

Tempo de preparo: 20 minutos

Tempos de cozimento: 15 minutos

Ingredientes:

Serve 4 pessoas

2 peitos de frango marinados em azeite ,

suco de limão, sal, pimenta e temperos a gosto

2 abobrinhas cortadas em fatias finas

1 pimentão amarelo cortado em tiras

1 pimentão vermelho cortado em tiras

1 cebola roxa em fatias finas

200 g de alface mista, lavada e cortada em pedaços

100g de queijo feta esfarelado

3 colheres de sopa de azeite, suco de 1 limão

Salsa fresca picada a gosto

Sal e pimenta a gosto.

Preparação:

Grelhe os peitos de frango marinados até ficarem cozidos. Deixe esfriar e corte-os em rodelas ou cubos. Em uma grelha ou assadeira, grelhe as rodelas de abobrinha, as tiras de pimentão amarelo e vermelho e as rodelas de cebola até ficarem macias e levemente esfumadas. Numa tigela grande, misture o frango grelhado, os legumes grelhados, a alface e o queijo feta esfarelado. Em uma tigela pequena separada, misture o azeite, o suco de limão, o sal e a pimenta para fazer o molho. Despeje o molho na tigela de ingredientes e misture bem para temperar a salada. Polvilhe com salsa fresca picada para enfeitar. Sirva a salada de frango com legumes grelhados e queijo feta.

LINGUINE DE ABOBRINHA COM MOLHO DE TOMATE E FRANGO COZIDO NO FORNO

Tempo de preparo: 20 minutos

Tempos de cozimento: 30 minutos

Ingredientes:

Serve 4 pessoas

4 abobrinhas cortadas em linguine com um espiralizador ou descascador de batatas

400g de peito de frango cortado em cubos

400 g de tomate pelado, picado

1 cebola picada

2 dentes de alho picados

2 colheres de sopa de azeite

1 colher de chá de açúcar

Manjericão fresco picado a gosto

Sal e pimenta a gosto.

Preparação:

Numa panela, aqueça o azeite e junte a cebola e o alho. Frite até dourar. Adicione o frango em cubos à panela e cozinhe até ficar cozido. Coloque na frigideira os tomates pelados cortados em pedaços, o sal, a pimenta e o açúcar. Misture bem e cozinhe em fogo médio-baixo por cerca de 15-20 minutos ou até o molho engrossar. Adicione o linguine de abobrinha à panela com o molho de tomate e mexa para distribuir uniformemente o molho. Antes de servir decore com manjericão fresco picado. Sirva o linguine de abobrinha com molho de tomate e frango assado. Desfrute de sua refeição!

SOPA DE TOMATE COM CAMARÃO E MANJERICÃO

Tempo de preparo: 15 minutos

Tempos de cozimento: 25 minutos

Ingredientes:

Serve 4 pessoas

400 g de camarões descascados

800 g de tomate pelado, picado

1 cebola picada

2 dentes de alho picados

2 colheres de sopa de azeite

1 colher de chá de açúcar

1 cacho de manjericão fresco picado

Sal e pimenta a gosto.

Preparação:

Numa panela grande, aqueça o azeite e acrescente a cebola e o alho. Frite até dourar. Coloque na frigideira os tomates pelados cortados em pedaços, o sal, a pimenta e o açúcar. Misture bem e cozinhe em fogo médio-baixo por cerca de 15-20 minutos ou até o molho engrossar. Usando um liquidificador de imersão ou liquidificador, bata parcialmente a sopa até ficar com consistência de pedaços de tomate. Adicione os camarões descascados à panela e cozinhe por alguns minutos, até ficar bem cozido. Adicione o manjericão picado à panela e misture bem. Prove e ajuste o sal e a pimenta ao seu gosto. Antes de servir decore com folhas frescas de manjericão. Sirva a sopa de tomate com camarões e manjericão bem quente .

SALADA DE ATUM COM OVOS COZIDOS E ABACATE

Tempo de preparo: 15 minutos

Tempos de cozimento: 10 minutos

Ingredientes:

Serve 4 pessoas

2 latas de atum em óleo escorrido

4 ovos cozidos e fatiados

2 abacates em cubos

200 g de alface mista ,

lavado e rasgado em pedaços

1 cebola roxa em fatias finas

Suco de 1 limão, 3 colheres de sopa de azeite

Sal e pimenta a gosto.

Preparação:

Em uma tigela grande, misture o atum
escorrido, os ovos cozidos fatiados, os
abacates picados, a alface salteada e a cebola
roxa fatiada . Em uma tigela pequena
separada, misture o suco de limão, o azeite, o
sal e a pimenta para fazer o molho. Despeje o
molho na tigela de ingredientes e misture
bem para temperar a salada. Sirva a salada
de atum com ovos cozidos e abacate.
Desfrute de sua refeição!

TAGLIOLINI DE PEPINO COM MOLHO DE ATUM E TOMATES SECOS

Tempo de preparo: 15 minutos

Tempos de cozimento: nenhum

Ingredientes:

Serve 4, 2 pepinos

2 latas de atum em óleo escorrido

100g de tomate seco, demolhado

água quente e corte em tiras

Suco de 1 limão

3 colheres de sopa de azeite

Salsa fresca picada a gosto

Sal e pimenta a gosto.

Preparação:

Usando um espiralizador ou descascador de vegetais, crie "macarrão" de pepino. Deixe-os de lado. Numa tigela grande, misture o atum escorrido, os tomates secos cortados em tiras, o sumo de limão, o azeite, o sal e a pimenta. Misture bem o molho de atum até obter uma mistura homogênea. Adicione o "macarrão" de pepino à tigela com o molho de atum e misture delicadamente para distribuir o molho por igual. Antes de servir polvilhe com salsa fresca picada. Sirva o tagliatelle de pepino com molho de atum e tomate seco. Desfrute de sua refeição!

ARROZ DE COUVE-FLOR COM FRANGO GRELHADO E ESPINAFRE

Tempo de preparo: 20 minutos

Tempos de cozimento: 25 minutos

Ingredientes:

Serve 4 pessoas

1 couve-flor média, cortada em pedaços pequenos

400 g de peito de frango marinado em azeite ,

suco de limão, sal, pimenta e temperos a gosto

200 g de espinafre fresco

1 cebola picada

2 dentes de alho picados

2 colheres de sopa de azeite

Sal e pimenta a gosto.

Preparação:

Em um processador de alimentos, bata a couve-flor até ficar parecida com arroz. Numa panela, aqueça o azeite e junte a cebola e o alho. Frite até dourar. Adicione a couve-flor picada à panela e cozinhe por alguns minutos até ficar macia. Enquanto isso, grelhe o peito de frango marinado até ficar cozido. Deixe esfriar e corte em rodelas ou cubos. Adicione o espinafre fresco à panela com a couve-flor e mexa até o espinafre murchar. Tempere com sal e pimenta a seu gosto. Antes de servir, coloque as fatias ou cubos de frango na panela e mexa delicadamente para combinar os ingredientes. Sirva o arroz de couve-flor com frango grelhado e espinafre. Desfrute de sua refeição!

SOPA DE VEGETAIS COM ALMÔNDEGAS DE PERU COM LIMÃO

Tempo de preparo: 20 minutos

Tempos de cozimento: 30 minutos

Ingredientes:

Serve 4 pessoas

500 g de carne de peru picada

Suco e raspas de 1 limão

1 ovo, 50 g de pão ralado

Salsa fresca picada a gosto

Sal e pimenta a gosto.

1 litro de caldo de legumes

2 cenouras cortadas em rodelas, 2 abobrinhas cortadas

1 cebola picada, 2 dentes de alho picados

2 colheres de sopa de azeite, sal e pimenta a gosto.

Preparação:

Numa tigela, misture a carne de peru moída, as raspas de limão raladas, o suco, o ovo, o pão ralado, a salsa fresca picada, o sal e a pimenta. Forme almôndegas do tamanho desejado. Num tacho, aqueça o azeite e junte a cebola e o alho. Frite até dourar. Adicione as cenouras e as abobrinhas à panela e cozinhe até ficarem macias. Despeje o caldo de legumes na panela e deixe ferver. Reduza o fogo e coloque as almôndegas de peru na panela. Cozinhe em fogo médio-baixo por cerca de 15-20 minutos ou até que as almôndegas estejam cozidas. Prove e ajuste o sal e a pimenta ao seu gosto. Antes de servir, polvilhe com salsa fresca picada. Sirva a sopa de legumes com as almôndegas quentes de peru com limão . Desfrute de sua refeição!

PAD TAILANDÊS DE ABOBRINHA COM FRANGO E MOLHO DE AMENDOIM

Tempo de preparo: 20 minutos

Tempos de cozimento: 15 minutos

Ingredientes:

Serve 4 pessoas

2 abobrinhas cortadas em

juliana ou espirais

400g de peito de frango cortado em tiras

200 g de brotos de soja

3 colheres de sopa de molho de soja

2 colheres de sopa de molho de peixe

2 colheres de sopa de açúcar mascavo

1 colher de sopa de vinagre de arroz

Suco de 1 limão

3 colheres de sopa de molho de amendoim

2 colheres de sopa de óleo de amendoim

Cebolinha fresca, cortada em rodelas finas

Castanhas de caju torradas picadas a gosto

Preparação:

Em uma tigela, misture o molho de soja, o molho de peixe, o açúcar mascavo, o vinagre de arroz, o suco de limão e o molho de amendoim para fazer o molho. Em uma frigideira ou wok, aqueça o óleo de amendoim em fogo médio-alto. Adicione o frango e cozinhe até dourar e ficar cozido. Adicione as abobrinhas cortadas em juliana e os brotos de feijão na panela e cozinhe por alguns minutos até ficarem macios.

Despeje o molho preparado na panela e misture bem para temperar os ingredientes. Além disso, adicione pimenta vermelha esmagada se preferir um toque picante. Continue mexendo até que todos os ingredientes estejam bem combinados e o molho cubra a abobrinha e o frango. Antes de servir decore com cebola fresca em rodelas finas e castanhas de caju picadas. Sirva a almofada de abobrinha tailandesa com frango e molho de amendoim. Desfrute de sua refeição!

SALADA DE FRANGO COM ABACATE TOMATES SECOS E QUEIJO FETA

Tempo de preparo: 15 minutos

Tempos de cozimento: nenhum

Ingredientes:

Serve 4 pessoas

400 g de peito de frango cozido e cortado em tiras

2 abacates em cubos

100g de tomate seco, demolhado

água quente e corte em pedaços pequenos

100g de queijo feta esfarelado

200 g de alface mista, lavada e cortada em pedaços

1 cebola roxa em fatias finas

Suco de 1 limão

3 colheres de sopa de azeite, Sal e pimenta a gosto.

Preparação:

Em uma tigela grande, misture as tiras de frango cozido, os abacates em cubos , os tomates secos em cubos, a alface mista e a cebola roxa fatiada. Em uma tigela pequena separada, misture o suco de limão, o azeite, o sal e a pimenta para fazer o molho. Despeje o molho na tigela de ingredientes e misture bem para temperar a salada. Adicione o queijo feta esfarelado à tigela e misture delicadamente para distribuir uniformemente o queijo. Sirva a salada de frango com abacate, tomate seco e queijo feta. Desfrute de sua refeição!

RISOTTO DE COUVE-FLOR COM BACON CRISPY E QUEIJO RALADO

Tempo de preparo: 15 minutos

Tempos de cozimento: 25 minutos

Ingredientes:

Serve 4 pessoas

1 couve-flor média, cortada em pedaços pequenos

200g de bacon cortado em cubos

1 cebola picada, 2 dentes de alho

300 g de arroz Arborio ou Carnaroli

1/2 copo de vinho branco seco

1,2 litros de caldo de legumes, fervendo

50g de parmesão ralado

2 colheres de sopa de manteiga, Sal e pimenta a gosto.

Preparação:

Em um processador de alimentos, bata a couve-flor até ficar parecida com arroz. Em uma panela grande, doure o bacon até ficar crocante. Retire o bacon da frigideira e reserve. Na mesma panela, acrescente a cebola e o alho e frite até dourar. Adicione o arroz à frigideira e toste por cerca de 2 minutos, mexendo sempre. Adicione o vinho branco e deixe evaporar. Adicione o caldo de legumes quente aos poucos, uma concha de cada vez, mexendo sempre e esperando que o caldo seja absorvido antes de adicionar o próximo. Após cerca de 15-20 minutos de cozimento , adicione a couve-flor picada e continue cozinhando até o arroz ficar al dente e a couve-flor macia. Retire a panela do fogo e acrescente o queijo ralado e a manteiga. Misture bem até que o queijo e a manteiga derretam no risoto. Prove e ajuste o sal e a pimenta ao seu gosto. Antes de servir decore com bacon crocante. Sirva o risoto de couve-flor com bacon crocante e queijo ralado. Desfrute de sua refeição!

SOPA DE TOMATE COM CAMARÃO E MANJERICÃO

Tempo de preparo: 15 minutos

Tempos de cozimento: 25 minutos

Ingredientes:

Serve 4 pessoas

400 g de camarões descascados

800 g de tomate pelado, picado

1 cebola picada

2 dentes de alho picados

2 colheres de sopa de azeite

1 colher de chá de açúcar

1 cacho de manjericão fresco picado

Sal e pimenta a gosto.

Preparação:

Numa panela grande, aqueça o azeite e acrescente a cebola e o alho. Frite até dourar. Coloque na frigideira os tomates pelados cortados em pedaços, o sal, a pimenta e o açúcar. Misture bem e cozinhe em fogo médio-baixo por cerca de 15-20 minutos ou até o molho engrossar. Usando um liquidificador de imersão ou liquidificador, bata parcialmente a sopa até ficar com consistência de pedaços de tomate. Adicione os camarões descascados à panela e cozinhe por alguns minutos, até ficar bem cozido. Adicione o manjericão picado à panela e misture bem. Prove e ajuste o sal e a pimenta ao seu gosto. Antes de servir decore com folhas frescas de manjericão. Sirva a sopa de tomate com camarões e manjericão bem quente . Desfrute de sua refeição!

SALADA DE ATUM COM ABACATE, PEPINOS E AZEITONAS PRETAS

Tempo de preparo: 15 minutos

Tempos de cozimento: nenhum

Ingredientes:

Serve 4 pessoas

2 latas de atum em óleo escorrido

2 abacates em cubos

2 pepinos cortados em rodelas

100 g de azeitonas pretas, sem caroço e fatiadas

Suco de 1 limão

3 colheres de sopa de azeite

Sal e pimenta a gosto.

Preparação:

Em uma tigela grande, misture o atum escorrido, os abacates em cubos , os pepinos em cubos e as azeitonas pretas fatiadas. Em uma tigela pequena separada, misture o suco de limão, o azeite, o sal e a pimenta para fazer o molho. Despeje o molho na tigela de ingredientes e misture bem para temperar a salada. Sirva a salada de atum com abacate, pepino e azeitonas pretas. Desfrute de sua refeição!

MACARRÃO DE PEPINO COM MOLHO DE TOMATE E SALSICHA ASSADA

Tempo de preparo: 20 minutos

Tempos de cozimento: 30 minutos

Ingredientes:

Serve 4 pessoas

2 pepinos

400g de linguiça sem pele e esfarelada

400 g de tomate pelado, picado

1 cebola picada

2 dentes de alho picados

2 colheres de sopa de azeite

1 colher de chá de açúcar

Manjericão fresco picado, Sal e pimenta a gosto.

Preparação:

Usando um espiralizador ou descascador de vegetais, crie "macarrão" de pepino. Deixe-os de lado. Numa panela, aqueça o azeite e junte a cebola e o alho. Frite até dourar. Adicione a linguiça esfarelada à panela e cozinhe até ficar cozida. Coloque na frigideira os tomates pelados cortados em pedaços, o sal, a pimenta e o açúcar. Misture bem e cozinhe em fogo médio-baixo por cerca de 15-20 minutos ou até o molho engrossar. Adicione o "tagliatelle" de pepino à frigideira com o molho de tomate e salsicha. Mexa para distribuir uniformemente o molho. Antes de servir decore com manjericão fresco picado. Sirva o tagliatelle de pepino com molho de tomate e linguiça assada. Desfrute de sua refeição!

RECEITAS

SEGUNDOS CURSOS

FRANGO GRELHADO COM MOLHO DE ABACATE

Tempo de preparo: 15 minutos

Tempo de cozimento: 10-15 minutos

Doses para: 4 pessoas

Ingredientes:

4 peitos de frango sem pele e desossados

Sal e pimenta a gosto

1 abacate maduro, amassado

60 ml de suco de limão fresco

30 g de coentro fresco picado

1 dente de alho picado

1/4 colher de chá de cominho em pó

1/4 colher de chá de pimenta em pó

1/8 colher de chá de sal

Preparação:

Pré-aqueça a grelha em fogo médio-alto. Tempere o frango com sal e pimenta. Em uma tigela, misture o abacate, o suco de limão, o coentro, o alho, o cominho, a pimenta em pó e o sal. Grelhe o frango por 5-7 minutos de cada lado ou até estar cozido. Sirva o frango com o molho de abacate por cima.

BIFE DE CARNE GRELHADO COM LEGUMES GRELHADOS

Tempo de preparo: 10 minutos

(marinando) + 10 minutos

Tempos de cozimento: 15-20 minutos

Ingredientes:

Serve 4 pessoas

4 bifes de carne, de preferência

cortes como lombo ou bife T-Bone, 2 abobrinhas cortadas em fatias longas

1 berinjela cortada em fatias longas

1 pimentão vermelho cortado em tiras

1 pimentão amarelo cortado em tiras

2 colheres de sopa de azeite

Suco de 1 limão, 2 dentes de alho picados

Sal e pimenta a gosto.

Preparação:

Marinar os bifes em suco de limão, alho picado, sal, pimenta e azeite por pelo menos 10 minutos. Aqueça uma grelha ou frigideira em fogo médio-alto. Grelhe os bifes por 5-7 minutos de cada lado ou até o ponto desejado. Deixe os bifes descansar alguns minutos antes de fatiar. Enquanto isso, na mesma grelha ou frigideira, grelhe a abobrinha, a berinjela e o pimentão até ficarem macios e levemente esfumados. Pincele os legumes com azeite enquanto cozinha. Tempere com sal e pimenta. Fatie os bifes e sirva com os legumes grelhados como acompanhamento. Sirva o bife grelhado com acompanhamento de legumes grelhados. Desfrute de sua refeição!

PEITO DE FRANGO COM LIMÃO COM ESPINAFRE SALGADO

Tempo de preparo: 10 minutos (marinando) + 15 minutos

Tempos de cozimento: 15-20 minutos

Ingredientes:

Serve 4 pessoas

4 peitos de frango, sem pele e sem osso

Suco e raspas de 2 limões

2 colheres de sopa de azeite

2 dentes de alho picados

200 g de espinafre fresco

Sal e pimenta a gosto.

Preparação:

Marinar os peitos de frango em sumo de limão, raspas de limão raladas, alho picado, sal, pimenta e azeite durante pelo menos 10 minutos. Aqueça uma frigideira em fogo médio-alto e acrescente os peitos de frango marinados. Cozinhe por 6-8 minutos de cada lado ou até ficar cozido e dourado. Enquanto o frango cozinha, aqueça uma panela separada com um pouco de azeite. Adicione o alho picado e frite por alguns segundos. Adicione o espinafre fresco à frigideira e refogue até murchar e reduzir o volume. Esprema o suco de 1 limão sobre o espinafre salteado. Tempere com sal e pimenta. Sirva os peitos de frango com limão sobre uma cama de espinafre salteado. Sirva o peito de frango com limão e espinafre salteado. Desfrute de sua refeição!

SALMÃO GRELHADO COM MOLHO DE ABACATE

Tempo de preparo: 20 minutos

Tempos de cozimento: 10-15 minutos

Ingredientes:

Serve 4 pessoas

4 filés de salmão, sem pele

2 abacates maduros , descascados e sem caroço

Suco de 1 limão

2 colheres de sopa de azeite

2 dentes de alho picados

Sal e pimenta a gosto.

Preparação:

Marinar os filés de salmão em sumo de limão, alho picado, sal, pimenta e azeite durante pelo menos 10 minutos. Aqueça uma grelha ou frigideira em fogo médio-alto. Grelhe os filés de salmão por 5-6 minutos de cada lado ou até o ponto desejado. Enquanto isso, no liquidificador ou processador de alimentos, bata os abacates com o suco de limão, o alho picado, o sal e a pimenta até ficar homogêneo. Sirva os filés de salmão grelhado com uma colher generosa de molho de abacate por cima. Sirva o salmão grelhado com molho de abacate. Desfrute de sua refeição!

ALMÔNDEGAS DE PERU ASSADAS COM SALADA MISTA

Tempo de preparo: 15 minutos

Tempos de cozimento: 25-30 minutos

Ingredientes:

Serve 4 pessoas

500 g de carne de peru picada

1 ovo, 1/2 xícara de pão ralado

2 colheres de sopa de queijo ralado

2 dentes de alho picados

Salsa fresca picada a gosto

Sal e pimenta a gosto. Para a salada mista:

Salada mista, lavada e cortada em pedaços

Tomates cereja cortados ao meio

Azeitonas pretas sem caroço, Molho de azeite, Preparação:

Numa tigela, misture o peru moído, o ovo, o pão ralado, o queijo ralado, o alho picado, a salsa, o sal e a pimenta. Misture bem para combinar os ingredientes. Pegue pequenas porções de massa e forme almôndegas do tamanho desejado. Coloque as almôndegas num tabuleiro forrado com papel manteiga. Cozinhe as almôndegas de peru em forno pré-aquecido a 180°C por 25-30 minutos ou até ficarem cozidas e douradas. Entretanto, prepare a salada mista juntando numa tigela a alface, o tomate cereja e as azeitonas pretas. Tempere com azeite , vinagre balsâmico ou molho à sua escolha. Sirva as almôndegas de peru assadas com a salada mista como acompanhamento. Sirva as almôndegas de peru assadas com salada mista.

COSTELETAS DE PORCO COM MOLHO DE COGUMELOS E BRÓCOLIS COZIDO NO VAPOR

Tempo de preparo: 45 minutos

Tempos de cozimento: 30 minutos

Ingredientes:

Serve 4 pessoas

4 costeletas de porco

200 g de cogumelos mistos

fatiado, 1 cebola picada

2 dentes de alho picados

200 ml de caldo de carne

100 ml de creme de cozinha

2 colheres de sopa de azeite

Salsa fresca picada a gosto

Sal e pimenta a gosto. Para o acompanhamento:

1 cacho de brócolis, separados em florzinhas

Suco de 1 limão, sal a gosto

Preparação:

Numa frigideira aqueça o azeite e doure as costeletas de porco dos dois lados até dourar. Retire-os da panela e reserve. Na mesma panela, acrescente a cebola e o alho e frite até dourar. Adicione os cogumelos à panela e cozinhe até ficarem macios. Adicione o caldo de carne e o creme de cozinha à panela. Deixe ferver e reduza o fogo. Deixe o molho cozinhar até engrossar um pouco. Tempere com sal e pimenta a seu gosto.

Adicione a salsa fresca picada e misture bem.
Retorne as costeletas de porco à frigideira e
cozinhe em fogo médio-baixo por mais 10 a
15 minutos, até ficarem cozidas. Enquanto
isso, cozinhe os brócolis no vapor até ficarem
macios. Escorra e tempere com suco de limão
e sal. Sirva as costeletas de porco com o
molho de cogumelos, acompanhadas de
brócolis cozido no vapor como
acompanhamento. Desfrute de sua refeição!

FRANGO ASSADO COM COM RUCOLA SALADA DE TOMATES

Tempo de preparo: 15 minutos

Tempos de cozimento: 1 hora

Ingredientes:

Serve 4 pessoas

1 frango inteiro, limpo e seco

2 colheres de sopa de azeite

2 dentes de alho picados, suco de 1 limão

1 colher de chá de páprica doce

Sal e pimenta a gosto.

Para a rúcula e o tomate cereja:

200 g de rúcula

200 g de tomate cereja cortado ao meio

2 colheres de sopa de vinagre balsâmico

2 colheres de sopa de azeite, Sal e pimenta a gosto.

Preparação:

Pré-aqueça o forno a 180°C. Numa tigela, misture o azeite, o alho picado, o suco de limão, a páprica, o sal e a pimenta para fazer uma marinada. Espalhe a marinada por todo o frango, certificando-se de que fique bem coberto. Transfira o frango para uma assadeira e leve ao forno pré-aquecido por cerca de 1 hora ou até que o frango esteja dourado e cozido. Enquanto isso, em uma tigela grande, misture a rúcula e o tomate cereja. Tempere com vinagre balsâmico, azeite, sal e pimenta. Misture bem para distribuir o tempero. Depois que o frango estiver cozido, deixe descansar por alguns minutos e depois corte em fatias. Sirva o frango assado com a salada de rúcula e tomate cereja como acompanhamento. Desfrute de sua refeição!

LINGUADO COZIDO EM PAPEL DE ALUMÍNIO COM LEGUMES COZIDOS A VAPOR

Tempo de preparo: 15 minutos

Tempos de cozimento: 20 minutos

Ingredientes:

Serve 4 pessoas

4 filés de linguado

1 abobrinha em fatias finas

1 cenoura em fatias finas

1 cebola em fatias finas

Suco de 1 limão

2 colheres de sopa de azeite

Sal e pimenta a gosto.

Preparação:

Prepare quatro folhas de papel manteiga e coloque um filé de linguado em cada uma. Distribua as rodelas de curgete, cenoura e cebola em cada filé de linguado. Tempere com suco de limão, azeite, sal e pimenta. Feche os pacotes com cuidado, dobrando as bordas e fechando bem. Coloque os embrulhos num tabuleiro e leve ao forno pré-aquecido a 180°C durante cerca de 20 minutos ou, em qualquer caso, até que o peixe esteja bem cozido e os legumes macios. Sirva o linguado em papel alumínio com os legumes cozidos no vapor. Desfrute de sua refeição!

ESPETOS DE CAMARÃO GRELHADOS ABOBRINHAS COM SALGUADAS

Tempo de preparo: 15 minutos

Tempos de cozimento: 10 minutos

Ingredientes:

Serve 4 pessoas

16-20 camarões frescos ,

descascado e descascado

2 abobrinhas cortadas em rodelas grossas

Suco de 1 limão

2 colheres de sopa de azeite

Sal e pimenta a gosto.

Espetos de madeira, anteriormente

embebido em água

Preparação:

Numa tigela, deixe marinar os camarões com sumo de limão, azeite, sal e pimenta durante cerca de 10 minutos. Espete os camarões em espetos de madeira alternando-os com rodelas de abobrinha. Aqueça uma grelha ou frigideira em fogo médio-alto. Cozinhe os espetos de camarão na grelha por cerca de 2 a 3 minutos de cada lado ou até que os camarões estejam rosados e cozidos. Entretanto, num tacho à parte, aqueça um fio de azeite e refogue as rodelas de abobrinha até ficarem macias. Tempere as abobrinhas salteadas com sal e pimenta a seu gosto. Sirva as espetadas de camarão grelhado com as curgetes salteadas como acompanhamento. Desfrute de sua refeição!

FILÉ DE PORCO COM MOLHO DE MOSTARDA E COUVE-FLOR ASSADA

Tempo de preparo: 15 minutos

Tempos de cozimento: 30-40 minutos

Ingredientes:

Serve 4, 4 filés de porco

2 colheres de sopa de mostarda Dijon

2 colheres de sopa de mel

2 colheres de sopa de azeite

2 dentes de alho picados

Suco de 1 limão

Sal e pimenta a gosto.

Para o acompanhamento de couve-flor assada:

1 couve-flor, dividida em florzinhas

2 colheres de sopa de azeite

2 dentes de alho picados, Sal e pimenta a gosto.

Preparação: Pré-aqueça o forno a 200°C. Em uma tigela, misture a mostarda Dijon, o mel, o azeite, o alho picado, o suco de limão, o sal e a pimenta. Espalhe o molho sobre a superfície dos filés de porco. Transfira os lombinhos de porco para uma assadeira e leve ao forno pré-aquecido por cerca de 25 a 30 minutos ou até que a carne de porco esteja cozida e dourada. Enquanto isso, em uma tigela, misture os floretes de couve-flor com azeite, alho picado, sal e pimenta. Coloque a couve-flor temperada em uma assadeira e leve ao forno pré-aquecido por aproximadamente 20-25 minutos ou até que a couve-flor esteja macia e levemente dourada. Sirva o filé de porco com mostarda acompanhado da couve-flor assada como acompanhamento. Desfrute de sua refeição!

CACCIATORA DE FRANGO COM PIMENTOS ASSADOS

Tempo de preparo: 15 minutos

Tempos de cozimento: 40-50 minutos

Ingredientes:

Serve 4 pessoas

4 coxas de frango

1 cebola fatiada,

2 dentes de alho picados

400 g de tomate pelado, picado

200ml de caldo de galinha

1 colher de chá de orégano seco

1 colher de chá de alecrim seco

1 colher de chá de páprica doce

Sal e pimenta a gosto.

Para o acompanhamento de pimentão assado:

2 pimentões (vermelho e amarelo), cortados em tiras

2 colheres de sopa de azeite,

Sal e pimenta a gosto.

Preparação:

Pré-aqueça o forno a 180°C. Em uma panela, aqueça um fio de azeite e doure as coxas de frango dos dois lados. Retire-os da panela e reserve. Na mesma panela, acrescente a cebola e o alho e frite até dourar. Adicione o tomate em lata picado, o caldo de galinha, o orégano, o alecrim, a páprica, o sal e a pimenta. Misture bem. Volte as coxas de frango para a panela com o molho de tomate.

Tampe a panela e cozinhe em fogo médio-baixo por cerca de 30 a 40 minutos ou até que o frango esteja macio e cozido. Entretanto, arrume as tiras de pimentos temperadas com azeite, sal e pimenta numa assadeira. Asse no forno pré-aquecido por cerca de 20-25 minutos ou até que os pimentões estejam macios e levemente caramelizados. Sirva o frango Cacciatore com pimentões assados ao lado. Desfrute de sua refeição!

ATUM GRELHADO COM MOLHO DE LIMA E SALADA DE PEPINO

Tempo de preparo: 15 minutos

Tempos de cozimento: 10 minutos

Ingredientes:

Serve 4 pessoas, 4 fatias de atum fresco

Suco e raspas de 2 limões

2 colheres de sopa de azeite

2 dentes de alho picados

Sal e pimenta a gosto.

Para a salada de pepino:

2 pepinos cortados em rodelas finas

2 colheres de sopa de vinagre de arroz

1 colher de chá de açúcar, 1/2 colher de chá de sal

Preparação:

Numa tigela, misture o suco de limão, as raspas de limão, o azeite, o alho picado, o sal e a pimenta para fazer uma marinada. Distribua a marinada sobre as rodelas de atum, tendo o cuidado de cobri-las uniformemente. Aqueça uma grelha ou frigideira em fogo médio-alto. Grelhe as fatias de atum por cerca de 2 a 3 minutos de cada lado, ou até ficarem queimadas por fora, mas ainda rosadas por dentro. Enquanto isso, em uma tigela, misture os ingredientes da salada de pepino: pepino, vinagre de arroz, açúcar e sal. Misture bem para combinar os ingredientes. Sirva o atum grelhado com uma porção generosa de molho de limão e a salada de pepino como acompanhamento. Opcionalmente, polvilhe as rodelas de atum com sementes de gergelim torradas para dar um toque crocante. Desfrute de sua refeição!

COSTELAS DE CORDEIRO COM ESPARGOS GRELHADOS

Tempo de preparo: 15 minutos

Tempos de cozimento: 15-20 minutos

Ingredientes:

Serve 4 pessoas

8 costeletas de cordeiro, 2 colheres de sopa de azeite

2 dentes de alho picados

1 colher de chá de alecrim seco

Sal e pimenta a gosto.

Para o acompanhamento de espargos grelhados:

1 maço de aspargos ,

fundos ligeiramente descascados

2 colheres de sopa de azeite

Sal e pimenta a gosto.

Preparação:

Pré-aqueça a grelha ou frigideira antiaderente em fogo médio-alto. Numa tigela misture o azeite, os alhos picados, o alecrim, o sal e a pimenta. Espalhe a marinada sobre as costeletas de cordeiro, certificando-se de que fiquem uniformemente revestidas. Cozinhe as costeletas de cordeiro na grelha ou frigideira por cerca de 4-5 minutos de cada lado ou até que estejam cozidas no grau desejado. Entretanto, numa tigela, tempere os espargos com azeite, sal e pimenta. Grelhe os aspargos na grelha ou em uma frigideira por cerca de 5-7 minutos, virando de vez em quando, ou até ficarem macios e levemente caramelizados. Sirva as costeletas de cordeiro com aspargos grelhados como acompanhamento. Desfrute de sua refeição!

CURRY FRANGO COM COUVE-FLOR ASSADA

Tempo de preparo: 15 minutos

Tempos de cozimento: 40 minutos

Ingredientes:

Serve 4 pessoas

4 peitos de frango cortados em cubos

1 couve-flor, dividida em florzinhas

1 cebola picada

2 dentes de alho picados

2 colheres de sopa de curry em pó

1 lata de leite de coco

2 colheres de sopa de azeite

Sal e pimenta a gosto.

Preparação:

Pré-aqueça o forno a 200°C. Numa panela, aqueça o azeite e frite a cebola e o alho até dourar. Adicione o frango à frigideira e doure todos os lados até dourar. Adicione o curry em pó e misture bem para cobrir uniformemente o frango. Adicione os floretes de couve-flor e o leite de coco à panela. Misture bem para combinar os ingredientes. Transfira a panela para o forno pré-aquecido e cozinhe por cerca de 30 a 35 minutos ou até que o frango esteja cozido e a couve-flor macia. Prove e ajuste o sal e a pimenta ao seu gosto. Sirva o curry de frango com a couve-flor assada. Desfrute de sua refeição!

SALMÃO ASSADO COM MOLHO DE ABACATE E SALADA DE ESPINAFRE

Tempo de preparo: 15 minutos

Tempos de cozimento: 15-20 minutos

Ingredientes:

Serve 4 pessoas

4 filés de salmão

2 abacates maduros , descascados e sem caroço

Suco de 1 limão,

2 colheres de sopa de azeite

2 dentes de alho picados

Sal e pimenta a gosto.

Para a salada de espinafre:

200 g de espinafre fresco

200 g de tomate cereja cortado ao meio

2 colheres de sopa de vinagre balsâmico

2 colheres de sopa de azeite, sal e pimenta a gosto.

Preparação:

Pré-aqueça o forno a 200°C. Numa tigela, amasse os abacates e junte o sumo de limão, o azeite, os alhos picados, o sal e a pimenta. Misture bem para obter um molho homogêneo. Coloque os filés de salmão num tabuleiro forrado com papel manteiga. Espalhe o molho de abacate sobre os filés de salmão. Asse o salmão no forno pré-aquecido por cerca de 12 a 15 minutos ou até que o salmão esteja cozido ao seu gosto. Enquanto isso, em uma tigela grande, misture o espinafre e o tomate cereja. Tempere com vinagre balsâmico, azeite, sal e pimenta. Misture bem para distribuir o tempero. Sirva o salmão assado com o molho de abacate acompanhado da salada de espinafre. Desfrute de sua refeição!

ALMÔNDEGAS DE CARNE ASSADAS COM ABOBORINHAS GRATINADAS

Tempo de preparo: 15 minutos

Tempos de cozimento: 25-30 minutos

Ingredientes:

Serve 4 pessoas

500 g de carne picada, 1 ovo

1/4 xícara de pão ralado

2 colheres de sopa de salsa fresca picada

1 dente de alho picado

Sal e pimenta a gosto.

Para o acompanhamento de abobrinha ralada:

4 abobrinhas cortadas em rodelas finas

1/2 xícara de queijo ralado

(por exemplo, parmesão ou pecorino)

2 colheres de sopa de pão ralado

2 colheres de sopa de azeite

Sal e pimenta a gosto.

Preparação:

Pré-aqueça o forno a 200°C. Numa tigela, misture a carne picada, o ovo, o pão ralado, a salsa picada, o alho picado, o sal e a pimenta. Misture bem para combinar os ingredientes. Forme almôndegas com a mistura de carne e coloque-as num tabuleiro forrado com papel manteiga. Coloque as almôndegas no forno pré-aquecido e leve ao forno por cerca de 20-25 minutos ou até que as almôndegas estejam cozidas e douradas.

Enquanto isso, numa tigela, misture as rodelas de abobrinha, o queijo ralado, o pão ralado, o azeite, o sal e a pimenta. Misture bem para combinar os ingredientes. Transfira as abobrinhas temperadas para uma assadeira e leve ao forno pré-aquecido por cerca de 15-20 minutos ou até que as abobrinhas estejam macias e douradas. Sirva como acompanhamento as almôndegas de carne assadas com abobrinhas raladas. Desfrute de sua refeição!

BACALHAU ASSADO COM MOLHO DE TOMATE E SALADA DE RUCOLA

Tempo de preparo: 15 minutos

Tempos de cozimento: 20-25 minutos

Ingredientes:

Serve 4 pessoas

4 filés de bacalhau

2 xícaras de molho de tomate

2 dentes de alho picados

2 colheres de sopa de azeite

1 colher de chá de orégano seco

Sal e pimenta a gosto.

Para a salada de rúcula: 400 g de rúcula fresca

Suco de 1 limão, 2 colheres de sopa de azeite

Sal e pimenta a gosto.

Preparação:

Pré-aqueça o forno a 180°C. Numa panela, aqueça o azeite e frite o alho picado até dourar. Adicione o purê de tomate, orégano, sal e pimenta. Misture bem para combinar os ingredientes. Disponha os filés de bacalhau num tabuleiro e regue com o molho de tomate. Asse no forno pré-aquecido por cerca de 20-25 minutos ou até que o bacalhau esteja cozido e o molho esteja quente e ligeiramente reduzido. Enquanto isso, em uma tigela, misture a rúcula, o suco de limão, o azeite, o sal e a pimenta para fazer um molho para salada. Sirva o bacalhau assado com o molho de tomate acompanhado da rúcula. Desfrute de sua refeição!

SALMÃO COZIDO A VAPOR COM ESPARGOS SALGADOS

Tempo de preparo: 10 minutos

Tempos de cozimento: 15-20 minutos

Os ingredientes:

Serve 4 pessoas

4 filés de salmão

1 maço de aspargos frescos

Suco de limão

Sal e pimenta a gosto.

Azeite

Preparação:

Pré-aqueça o forno a 180°C. Coloque os filés de salmão em folhas de papel manteiga. Tempere o salmão com suco de limão, sal e pimenta. Feche o papel manteiga para criar pacotes herméticos ao redor do salmão. Cozinhe o salmão no forno pré-aquecido por aproximadamente 15-20 minutos ou até estar cozido. Enquanto isso, escalde os aspargos em água fervente com sal por alguns minutos e depois escorra. Aqueça uma frigideira com um fio de azeite e refogue até ficar crocante. Tempere os aspargos com sal e pimenta. Sirva o salmão cozido no vapor com os aspargos salteados.

PEITO DE FRANGO RECHEADO COM QUEIJO E ESPINAFRE COM MOLHO DE COGUMELOS

Tempo de preparo: 15 minutos

Tempos de cozimento: 25-30 minutos

Ingredientes:

Serve 4 pessoas

4 peitos de frango sem pele

queijo (por exemplo ,

mussarela ou provola) , espinafre fresco

Sal e pimenta a gosto, azeite

Cogumelos mistos fatiados

Alho picado, suco de limão

Salsa fresca picada

Preparação:

Pré-aqueça o forno a 200°C. Prepare os
peitos de frango abrindo-os como um livro e
recheando-os com rodelas de queijo e
espinafre fresco. Feche os peitos de frango e
prenda-os com um palito. Numa frigideira
aqueça o azeite em fogo médio-alto e doure
os peitos de frango até dourar. Transfira os
peitos de frango para uma assadeira e leve ao
forno por cerca de 20 a 25 minutos ou até
que o frango esteja cozido e o queijo derreta.
Entretanto, num tacho à parte, aqueça o
azeite em lume médio e junte os alhos
picados e os cogumelos fatiados. Frite-os até
ficarem macios e dourados. Esprema o sumo
de limão sobre os cogumelos e polvilhe-os
com a salsa picada. Sirva os peitos de frango
recheados com acompanhamento de
cogumelos salteados.

CAMARÕES ALIMENTADOS COM ALHO E SALSA SERVIDOS COM ESPARGOS

Tempo de preparo: 10 minutos

Tempos de cozimento: 5-7 minutos

Ingredientes:

Serve 4 pessoas

500g de camarões frescos ,

descascado e limpo

3-4 dentes de alho picados

Salsa fresca picada

Suco de limão

Sal e pimenta a gosto.

Azeite

Preparação:

Aqueça um pouco de azeite em uma frigideira em fogo médio-alto. Adicione o alho picado e refogue por alguns segundos. Adicione os camarões e cozinhe por 2 a 3 minutos de cada lado, até ficarem rosados e opacos. Tempere com sal, pimenta e suco de limão a gosto. Polvilhe com bastante salsa picada. Sirva os camarões fritos com alho, salsa e uma guarnição de aspargos.

OMELETE DE OVO COM BACON CRISPY E SALADA MISTA

Tempo de preparo: 10 minutos

Tempos de cozimento: 10-12 minutos

Ingredientes:

Serve 4 pessoas

6 ovos

Bacon crocante em cubos

Queijo ralado (opcional)

Sal e pimenta a gosto ., Azeite

Salada mista (como alface ,

foguete, radicchio)

Molho para salada (como

vinagre balsâmico ou azeite)

Preparação:

Aqueça um pouco de azeite em uma frigideira antiaderente em fogo médio. Adicione o bacon crocante e cozinhe até dourar e ficar crocante. Bata os ovos numa tigela, tempere com sal e pimenta. Despeje os ovos batidos na frigideira com o bacon crocante. Cozinhe a omelete por 5-6 minutos ou até dourar levemente no fundo. Usando um prato, vire a omelete e cozinhe por mais 5-6 minutos. Corte a omelete em rodelas e sirva quente com a salada mista temperada a gosto.

RECEITAS LATERAL

SALADA DE ABACATE E PEPINOS

Tempo de preparo: 10 minutos

Tempo de cozimento: 0 minutos

Doses para: 4 pessoas

Ingredientes:

2 abacates maduros

2 pepinos médios

1/2 cebola roxa picada finamente (opcional)

1/4 xícara de coentro fresco picado

2 colheres de sopa de suco de limão

1 colher de sopa de azeite

Sal e pimenta a gosto

Preparação

Lave e seque os pepinos. Corte-os ao meio no sentido do comprimento e depois em fatias finas. Descasque e corte os abacates ao meio. Retire a pedra e corte-os em cubos. Em uma tigela grande, misture os pepinos, o abacate, a cebola roxa (se for usar), o coentro, o suco de limão, o azeite, o sal e a pimenta. Mexa delicadamente para combinar. Sirva imediatamente e desfrute da frescura desta salada!

ESPARGOS ASSADOS COM PARMESÃO

Tempo de preparo: 15 minutos

Tempo de cozimento: 20 minutos

Doses para: 4 pessoas

Ingredientes:

1 maço de aspargos frescos

2 colheres de sopa de azeite

Sal e pimenta a gosto

4 colheres de sopa de parmesão ralado

Preparação

Pré-aqueça o forno a 200°C. Lave e seque os aspargos. Corte as pontas lenhosas dos caules. Disponha os aspargos em uma assadeira. Regue com azeite, sal e pimenta. Polvilhe com parmesão ralado. Asse por 20 minutos ou até que os aspargos estejam macios e dourados. Sirva imediatamente como acompanhamento ou aperitivo saboroso.

COGUMELOS RECHEADOS COM QUEIJO

Tempo de preparo: 20 minutos

Tempo de cozimento: 25 minutos

Doses para: 4 pessoas

Ingredientes:

20 cogumelos médios

1 dente de alho picado

2 colheres de sopa de manteiga

1/4 xícara de pão ralado

1/4 xícara de queijo ralado

(parmesão, pecorino, gruyère, escolha)

2 colheres de sopa de salsa fresca picada

Sal e pimenta a gosto

Preparação

Pré-aqueça o forno a 180°C. Limpe os cogumelos com um pano húmido. Retire delicadamente os caules, deixando as tampas intactas. Em uma panela, aqueça a manteiga em fogo médio. Refogue o alho picado por cerca de 30 segundos, até ficar perfumado. Adicione os talos de cogumelos picados e cozinhe por 2-3 minutos ou até ficar macio. Retire do fogo e acrescente o pão ralado, o queijo ralado, a salsa, o sal e a pimenta. Misture bem. Encha as tampas dos cogumelos com a mistura preparada. Disponha os cogumelos recheados num tabuleiro forrado com papel manteiga. Asse por 20-25 minutos ou até que os cogumelos estejam dourados e o recheio quente. Sirva quente como um acompanhamento saboroso.

BRÓCOLIS SALGADOS NA MANTEIGA DE ALHO

Tempo de preparo: 10 minutos

Tempo de cozimento: 10 minutos

Doses para: 4 pessoas

Ingredientes:

2 brócolis médios

3 colheres de sopa de manteiga

1 dente de alho picado

1 xícara de água

Sal e pimenta a gosto

Preparação

Lave os brócolis e corte-os em florzinhas. Em uma panela, aqueça a manteiga em fogo médio. Refogue o alho picado por cerca de 30 segundos, até ficar perfumado. Adicione os floretes de brócolis e cozinhe por 2-3 minutos, mexendo sempre. Despeje a água e cozinhe em fogo coberto por 5-7 minutos ou até que os brócolis estejam macios, mas ainda crocantes . Sal e pimenta a gosto. Sirva imediatamente como acompanhamento leve e saboroso.

ABOBRINHAS ASSADO COM RUCOLA E SALADA DE TOMATE GRELHADA COM ERVAS AROMÁTICAS

Tempo de preparo: 15 minutos

Tempo de cozimento: 10 minutos

Doses para: 4 pessoas

Ingredientes:

4 abobrinhas médias

2 colheres de sopa de azeite

1 dente de alho picado

1/4 xícara de salsa fresca picada

1 colher de sopa de manjericão fresco picado

1/2 colher de chá de tomilho seco

Sal e pimenta a gosto

Preparação

Lave as abobrinhas e corte-as em rodelas longitudinais com cerca de 1 cm de espessura. Em uma tigela grande, regue a abobrinha com azeite. Adicione o alho picado, a salsa, o manjericão, o tomilho, o sal e a pimenta. Misture bem para misturar os sabores. Aqueça uma grelha ou frigideira antiaderente em fogo médio-alto. Grelhe as abobrinhas por 2-3 minutos de cada lado ou até dourar e levemente marcadas. Sirva imediatamente como um saboroso acompanhamento.

COUVE-FLOR ASSADA COM PÃO RALADO DE AMÊNDOA

Tempo de preparo: 20 minutos

Tempo de cozimento: 30 minutos

Doses para: 4 pessoas

Ingredientes:

1 couve-flor média

2 colheres de sopa de azeite

1/4 xícara de pão ralado de amêndoa

2 colheres de sopa de parmesão ralado

1/4 xícara de salsa fresca picada

Sal e pimenta a gosto

Preparação

Pré-aqueça o forno a 200°C. Lave a couve-flor e corte-a em florzinhas. Em uma tigela grande, regue os floretes da couve-flor com azeite. Num prato à parte, misture o pão ralado de amêndoa, o parmesão ralado, a salsa, o sal e a pimenta. Polvilhe os floretes de couve-flor com a mistura de pão ralado de amêndoa, certificando-se de que ficam bem cobertos. Coloque a couve-flor num tabuleiro forrado com papel manteiga. Asse por 20-30 minutos ou até que a couve-flor esteja dourada e crocante. Sirva quente como um delicioso acompanhamento.

SALADA DE REPOLHO CHINÊS E PIMENTA

275

Tempo de preparo: 15 minutos

Tempo de cozimento: 0 minutos

Doses para: 4 pessoas

Ingredientes:

1/2 bok choy em fatias finas

1 pimentão vermelho cortado em tiras

1 pimentão amarelo cortado em tiras

1/4 xícara de cebola roxa

finamente picado (opcional)

2 colheres de sopa de azeite

2 colheres de sopa de suco de limão

1 colher de sopa de vinagre de maçã

1/2 colher de chá de sementes de mostarda

Sal e pimenta a gosto

Preparação

Em uma tigela grande, misture o bok choy fatiado, os pimentões ralados e a cebola roxa picada (se for usar). Em uma tigela pequena, misture o azeite, o suco de limão, o vinagre de maçã, as sementes de mostarda, o sal e a pimenta. Despeje o molho sobre a salada e misture bem para incorporar. Sirva imediatamente como acompanhamento fresco e leve.

BERINGELAS GRELHADAS COM MOLHO DE TOMATE

Tempo de preparo: 20 minutos

Tempo de cozimento: 30 minutos

Doses para: 4 pessoas

Ingredientes:

2 berinjelas médias

2 colheres de sopa de azeite

Sal e pimenta a gosto

Para o molho de tomate:

400 g de tomate pelado e purê

1 dente de alho picado

1/4 cebola roxa, picada finamente

1 colher de sopa de manjericão fresco picado

1 colher de sopa de azeite

Sal e pimenta a gosto

Preparação

Lave as beringelas e corte-as em rodelas com cerca de 1 cm de espessura. Pincele as rodelas de berinjela com azeite, sal e pimenta. Aqueça uma grelha ou frigideira antiaderente em fogo médio-alto. Grelhe as berinjelas por 2-3 minutos de cada lado ou até dourar e ligeiramente carbonizadas. Enquanto as berinjelas cozinham, prepare o molho de tomate. Numa panela, aqueça o azeite em fogo médio. Refogue o alho picado e a cebola picadinha por cerca de 30 segundos, até ficarem perfumados . Adicione o tomate pelado e em purê, o manjericão picado, o sal e a pimenta. Cozinhe em fogo baixo por 15-20 minutos, mexendo de vez em quando, até o molho engrossar. Depois que as berinjelas estiverem grelhadas, arrume-as em uma travessa. Despeje o molho de tomate quente sobre as berinjelas. Sirva quente como um delicioso acompanhamento.

ESPINAFRE SALTEADO COM PINHÕES E PASSAS

Tempo de preparo: 10 minutos

Tempo de cozimento: 10 minutos

Doses para: 4 pessoas

Ingredientes:

500 g de espinafre fresco

2 colheres de sopa de azeite

2 dentes de alho picados

50 g de pinhões

50 g de sultanas

Sal e pimenta a gosto

Preparação

Lave o espinafre com cuidado e escorra bem. Numa panela, aqueça o azeite em fogo médio. Refogue o alho picado por 30 segundos, até ficar perfumado. Adicione os pinhões e cozinhe por 1-2 minutos, mexendo sempre, até dourar. Adicione as sultanas e cozinhe por mais um minuto. Adicione o espinafre à panela e cozinhe por 3-4 minutos, mexendo sempre, até murchar. Sal e pimenta a gosto. Sirva imediatamente o espinafre salteado com pinhões e passas como acompanhamento.

SALADA DE RÚCULA COM SEMENTES DE ABACATE E ABÓBORA

Tempo de preparo: 15 minutos

Tempo de cozimento: 0 minutos

Doses para: 4 pessoas

Ingredientes:

200 g de rúcula

1 abacate maduro, cortado em cubos

50 g de sementes de abóbora

1/4 xícara de queijo feta esfarelado

2 colheres de sopa de azeite

1 colher de sopa de suco de limão

Sal e pimenta a gosto

Preparação

Lave bem o foguete e seque-o bem. Em uma tigela grande, misture a rúcula, o abacate picado, as sementes de abóbora e o queijo feta esfarelado. Em uma tigela pequena, misture o azeite, o suco de limão, o sal e a pimenta. Despeje o molho sobre a salada e misture bem para incorporar. Sirva imediatamente a salada de rúcula com sementes de abacate e abóbora como aperitivo fresco ou acompanhamento leve. Dicas: Você também pode usar outros tipos de frutas secas, como nozes ou amêndoas, em vez de sementes de abóbora. Salada de rúcula com sementes de abacate e abóbora também pode ser servida como molho para macarrão ou recheio de sanduíches.

CONCLUSÃO

"Muito obrigado a todos os nossos leitores por escolherem explorar o mundo da Dieta Atkins 2025 conosco . Esperamos que este livro tenha inspirado e guiado cada etapa de sua jornada para uma vida mais saudável e feliz. e somos gratos pela oportunidade de compartilhar esse valioso conhecimento com você. Antes de concluirmos, gostaríamos de pedir que você compartilhasse sua experiência, deixando uma avaliação honesta sobre este livro. Suas opiniões são cruciais para nós e nos ajudam a melhorar e melhorar. continue a oferecer recursos úteis e de alta qualidade. Obrigado novamente por seu apoio contínuo e desejamos a todos um futuro brilhante e de sucesso com sua nova visão de saúde e bem-estar. Espero que este livro tenha lhe fornecido as informações e as ferramentas necessárias para iniciar sua jornada rumo a uma vida mais saudável e feliz . Dieta Atkins 2025 é uma dieta eficaz e

sustentável que pode ajudá-lo a perder peso,
melhorar sua saúde e aumentar sua energia.
Lembre-se de que este é apenas o começo de
sua jornada. Para obter resultados
duradouros, é importante adotar um estilo
de vida saudável que inclua uma alimentação
equilibrada, atividade física regular e gestão
do stress. Quero agradecer a você por ler
meu livro e por me dar a oportunidade de
compartilhar minha paixão pela saúde e
bem-estar com você. Desejo a você tudo de
melhor em sua jornada para uma vida mais
saudável e feliz. Com amor,

[KLARLOCK]